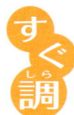

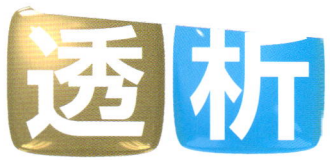

編集
松浦友一
国立がん研究センター中央病院総合内科 医長

シリーズ協力
秋根良英
慶應義塾大学大学院健康マネジメント研究科修士課程

医学書院

謹告 編集者並びに出版社として,本書に記載されている情報が最新かつ正確であるように最善の努力をしておりますが,薬剤の情報などは,時に変更されることがあります.したがって,実際に使用される際には,読者御自身で十分に注意を払われることを要望いたします.

医学書院

《すぐ調》腎・透析

発　行　2012 年 5 月 1 日　第 1 版第 1 刷©

編　者　松浦友一
　　　　まつうらともかず

発行者　株式会社 医学書院
　　　　代表取締役　金原　優
　　　　〒113-8719　東京都文京区本郷 1-28-23
　　　　電話　03-3817-5600(社内案内)

印刷・製本　アイワード

本書の複製権・翻訳権・上映権・譲渡権・公衆送信権(送信可能化権を含む)は(株)医学書院が保有します.

ISBN978-4-260-01455-7

本書を無断で複製する行為(複写,スキャン,デジタルデータ化など)は,「私的使用のための複製」など著作権法上の限られた例外を除き禁じられています.大学,病院,診療所,企業などにおいて,業務上使用する目的(診療,研究活動を含む)で上記の行為を行うことは,その使用範囲が内部的であっても,私的使用には該当せず,違法です.また私的使用に該当する場合であっても,代行業者等の第三者に依頼して上記の行為を行うことは違法となります.

JCOPY 〈(社)出版者著作権管理機構　委託出版物〉
本書の無断複写は著作権法上での例外を除き禁じられています.
複写される場合は,そのつど事前に,(社)出版者著作権管理機構
(電話 03-3513-6969,FAX 03-3513-6979,info@jcopy.or.jp)の
許諾を得てください.

読者のみなさんへ

　近年、慢性腎臓病（CKD）という概念が浸透してきました。2007年の統計では、わが国のCKD患者さん、つまり「腎臓に持病のある患者さん」は成人の8人に1人です。また、2010年の時点で慢性透析を行っている患者さんは約30万人で、国民431人に1人が透析を受けている計算になります。つまり腎臓病の患者さんは「意外と」多いのです。

　腎臓病・透析患者さんの管理で重要なのは、高血圧・糖尿病・高脂血症など生活習慣病のコントロール、腎機能に応じた適正な薬物使用、生活指導です。特に、食事をはじめとする生活指導では、看護師さんによる患者教育が大きな役割を果たします。

　この本では、病期や治療効果を評価するための指標や、略語・薬剤など、看護師さんたちの日常の業務に役立つ情報をコンパクトにまとめました。忙しい業務の間でも、ぱっと見て、すぐに使えるように意識して編集しました。ぜひ皆さんのポケットにこのミニブックを忍ばせて、ご活用いただければ幸いです。

2012年3月

編者　松浦友一

もくじ

解剖・透析の概略

腎臓と尿管・大血管の位置関係 ……………………………… 2
腎臓とネフロン ………………………………………………… 4
腹膜透析の概略図 ……………………………………………… 6
血液透析の概略図 ……………………………………………… 7

検査・治療

主な臨床検査基準値 …………………………………………… 10
血圧・血糖の評価 ……………………………………………… 17
尿の色調とその原因 …………………………………………… 18
主な尿毒症症状 ………………………………………………… 19
主な検査項目 …………………………………………………… 20
主な検査の流れ ………………………………………………… 22
eGFR 年齢別早見表 …………………………………………… 26
慢性腎臓病（CKD）の定義と病期分類 …………………… 34
糖尿病性腎症の病期分類 ……………………………………… 35
慢性腎不全の透析導入基準 …………………………………… 36
透析と腎移植 …………………………………………………… 38
血液透析ブラッドアクセスの種類 …………………………… 40
慢性腎臓病のセルフマネジメント項目 ……………………… 42
慢性腎不全の患者指導項目 …………………………………… 44
透析患者に対する食事基準 …………………………………… 46
主な食品の塩分含有量 ………………………………………… 48
主な食品のカリウム含有量 …………………………………… 49
主な食品のリン含有量 ………………………………………… 50
主な食品の蛋白質含有量 ……………………………………… 51
腎障害をきたしやすい薬剤 …………………………………… 52

CONTENTS

腎機能障害患者に現れやすい重篤な副作用 54
腎不全で注意したい薬剤と食品・嗜好品 58
検査・手術で一時的に服用を中止すべき経口薬 60
腎臓機能障害身体障害者障害程度等級表 62

主な薬剤

降圧薬 66
　Ca拮抗薬 66/ β遮断薬 69/ アンジオテンシン変換酵素（ACE）阻害薬 71/ アンジオテンシンⅡ受容体拮抗薬（ARB） 72/ ARB・利尿薬配合薬 73/ ARB・Ca拮抗薬配合薬 73/ 直接的レニン阻害薬 74/ 選択的アルドステロン拮抗薬 74/ 交感神経抑制薬 - α遮断薬 75/ 交感神経抑制薬 - 中枢性α_2アゴニスト 75

利尿薬 76
脂質異常症治療薬 78
糖尿病治療薬 80
　インスリン製剤 80/ GLP-1受容体作動薬 81/ 経口血糖降下薬 82/ 配合錠 86/ 糖尿病性末梢神経障害治療薬 87

痛風・高尿酸血症治療薬 88
抗狭心症薬 89
抗血栓薬 91
ビタミン製剤 94
電解質製剤 95
副腎皮質ホルモン製剤 96
免疫抑制剤 98
昇圧薬 100
その他の治療薬 101
灌流用剤 102

v

略　語	 103
薬剤索引	 112

表紙デザイン●岡部タカノブ　本文デザイン●natsuko　イラスト●柳生奈緒

薬剤撮影協力●みよの台薬局，ニューロン薬局

解剖・透析の概略

腎臓と尿管・大血管の位置関係

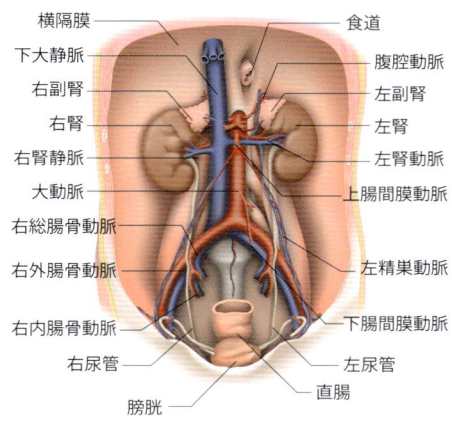

Memo

解剖・透析の概略

腎臓とネフロン

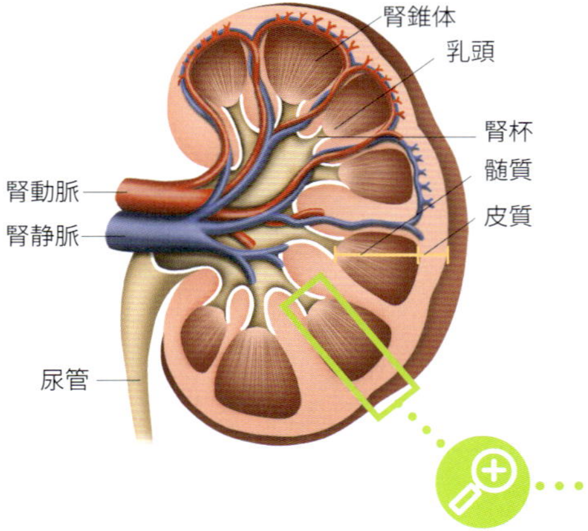

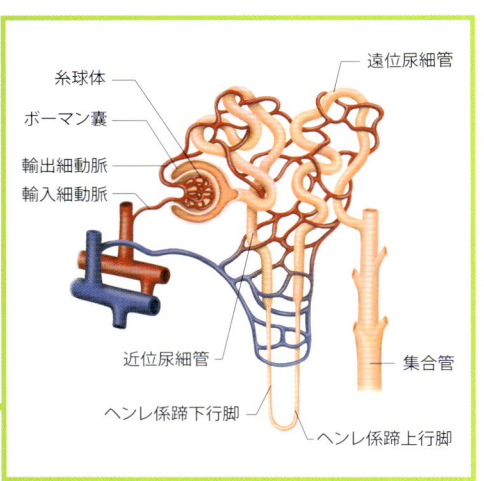

解剖・透析の概略

腹膜透析の概略図

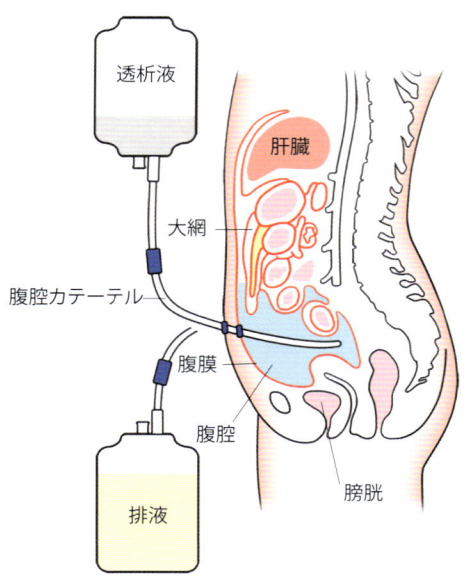

血液透析の概略図

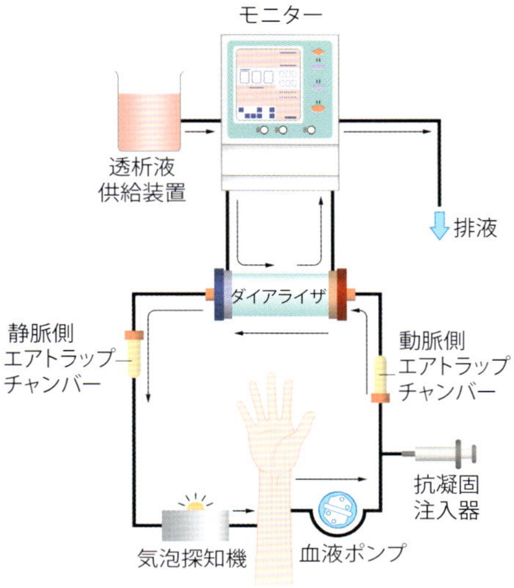

モニター
透析液
供給装置
排液
ダイアライザ
静脈側
エアトラップ
チャンバー
動脈側
エアトラップ
チャンバー
抗凝固
注入器
気泡探知機
血液ポンプ

Memo

検査・治療

主な臨床検査基準値

(基準値：慶應義塾大学病院臨床検査の手引き 2011 年版より引用改変)

血液学検査

	基準値	検査でわかること・ポイント
CBC 末梢血検査		
WBC (/μL) 白血球数	3500〜8500	●感染症や炎症性疾患の合併の有無の評価
RBC (/μL) 赤血球数	M：430万〜570万 F：370万〜490万	●貧血の有無や赤血球増加症の診断 ● Hb や Ht の急速な低下：出血や溶血を疑う ●低値：腎性貧血
Hb (g/dL) ヘモグロビン	M：13.5〜17.0 F：11.5〜15.0	
Ht (％) ヘマトクリット	M：40.0〜50.0 F：35.0〜45.0	
Plt (/μL) 血小板数	15万〜35万	●出血傾向を調べる ●血小板減少が高度の場合、特に採血後の止血を確実に行う
凝固検査		
FDP (μg/mL) フィブリンまたはフィブリノゲン分解産物	5.0 以下	●二次線溶、すなわち凝固亢進を間接的に知る方法 ● DIC、各種血栓性疾患、術後に亢進
PT (％) プロトロンビン時間	70〜140	●凝固異常の把握やワルファリン投与時のモニタリング
感染・炎症マーカー		
ESR (mm/時間) 赤血球沈降速度	M：10まで F：15まで	●感染症や炎症性疾患により上昇

■ 生化学検査

	基準値	検査でわかること・ポイント
蛋白・膠質反応		
TP* (g/dL) 総蛋白	6.7〜8.2	●栄養状態、肝・腎機能などの評価
Alb* (g/dL) アルブミン	3.9〜5.2	
生体色素検査		
T-Bil (mg/dL) 総ビリルビン	0.4〜1.3	●黄疸の有無の確認
D-Bil (mg/dL) 直接ビリルビン	0.2以下	●肝細胞障害、胆汁排泄障害の診断
含窒素成分検査		
UN* (mg/dL) 尿素窒素	8〜20	●腎機能が低下すると高値に
Cr* (mg/dL) クレアチニン	M：0.7〜1.1 F：0.4〜0.8	●Cr値、年齢、性別の要素を勘案して求められるeGFR値（p.26参照）を元に、腎機能を評価
UA* (mg/dL) 尿酸	3.0〜7.0	●痛風、高尿酸血症の診断
NH₃* (μmol/L) アンモニア	50以下	●低値で腎性低尿酸血症、高値で痛風、腎不全の可能性 ● NH_3 は肝性脳症で上昇 ●強度の運動で尿酸値が多少上昇することがあるため、採血前日および当日は強度の運動やアルコールの多飲は避ける

＊は血清値

検査・治療

電解質検査

検査項目	基準値	備考
Na* (mEq/L) ナトリウム	136～145	●体液の浸透圧をみる ●高値では、脱水などに注意
K* (mEq/L) カリウム	3.6～4.8	●腎不全や透析患者、糖尿病患者では高値 ●6.5 mEq/L 以上では、重篤な不整脈が出現する可能性あり
Cl* (mEq/L) クロール	99～107	●酸塩基平衡の評価の参考になる
Ca* (mg/dL) カルシウム	8.5～10.2	●Caの吸収や調節ホルモンの評価 ●透析患者や慢性腎不全では低値のことが多い ●異常値を示すときは、心電図所見にも注意
IP* (mg/dL) 無機リン	2.8～4.6	●腎・副甲状腺機能評価 ●腎不全では高値に
Mg* (mEq/L) マグネシウム	1.8～2.4	●電解質の評価

微量金属検査

検査項目	基準値	備考
Fe* (μg/dL) 鉄	M：60～199 F：41～189	●鉄欠乏性貧血の有無の確認

脂質検査

検査項目	基準値	備考
TC (mg/dL) 総コレステロール	135～240	●コレステロール値の評価 ●ステロイド薬、β遮断薬などの服薬時で高値を示すことがある

*は血清値

HDL-C (mg/dL) HDL-コレステロール	40〜100	●善玉コレステロール ●低値は動脈硬化の危険因子に
LDL-C (mg/dL) LDL-コレステロール	60〜160	●悪玉コレステロール ●高値は動脈硬化の危険因子に
TG (mg/dL) 中性脂肪	30〜120	●リポ蛋白の評価 ●食事の影響が大きいため、早朝の空腹時に測定する。前夜は高脂肪食、アルコール過飲を避ける

酵素活性検査

LDH (IU/L, 37℃) 乳酸脱水素酵素	120〜220	●肝炎、腫瘍（特に血液悪性腫瘍）、溶血、心筋梗塞などさまざまな疾患で上昇する
AST (GOT) (IU/L, 37℃)	10〜35	●肝・胆道系の機能評価
ALT (GPT) (IU/L, 37℃)	5〜40	
ALP (IU/L, 37℃) アルカリホスファターゼ	100〜320	
γ-GTP (IU/L, 37℃) γ-グルタミルトランスフェラーゼ	M：10〜90 F：5〜40	
ChE (IU/L, 37℃) コリンエステラーゼ	200〜460	

検査・治療

AMY[*] （IU/L, 37℃） アミラーゼ	57〜460	●膵炎、唾液疾患の診断
CPK （IU/L, 37℃） クレアチンホスホキナーゼ	M：60〜250 F：50〜170	●心臓を含む筋疾患の診断・経過観察
炎症マーカー		
CRP （mg/dL） C-反応性蛋白	0〜0.35	●炎症の有無やその評価 ●高値の場合は、細菌感染症などの可能性あり
糖質検査		
HbA1c（%） ヘモグロビンA1c	NGSP：4.6〜6.2 （JDS値：4.3〜5.8）	●血糖コントロールの評価 ●高値：糖尿病

＊は血清値

■ 免疫血清検査

	基準値	検査でわかること・ポイント
蛋白検査		
IgA[*]（mg/dL） イムノグロブリンA	110〜410	● IgA腎症の約半数以上で高値

■ 血液ガス

	基準値
PaO_2 (torr) 酸素分圧	83 〜 108
$PaCO_2$ (torr) 二酸化炭素分圧	M：35 〜 48 F：32 〜 45
HCO_3^- (mEq/L) 重炭酸イオン	23 〜 31
pH	7.35 〜 7.45
SaO_2 (%) 酸素飽和度	85.0 〜 99.0

Memo

検査・治療

■ 尿検査

	基準値	検査でわかること・ポイント
尿量(mL／日)	1000 〜 2000	
乏尿	400 以下	
無尿	100 以下	
多尿	2500 以上	
尿蛋白 (mg/日)	40 〜 150	●高値：ネフローゼ症候群、慢性糸球体腎炎、糖尿病性腎症、高血圧性腎硬化症など
尿比重	1.003 〜 1.030 (24 時間尿の場合：1.013 〜 1.016)	●早朝第一尿を採尿する ●食事、水分量、運動量、季節などの影響を受けやすいため、異常値が出たら、採尿時の様子を聴取
尿 pH	5 〜 7	
膀胱容量 (mL)	約 400	
尿潜血	−	●陽性の場合、糸球体腎炎、泌尿器科的疾患の可能性 ●検査前にビタミン C を多量摂取していないかを確認する ●必ず尿沈渣と合わせて評価すること

血圧・血糖の評価

成人高血圧の分類

	収縮期血圧 (mmHg)		拡張期血圧 (mmHg)
至適血圧	120 未満	かつ	80 未満
正常	130 未満	かつ	85 未満
正常高値	130 〜 139	または	85 〜 89
Ⅰ度高血圧	140 〜 159	または	90 〜 99
Ⅱ度高血圧	160 〜 179	または	100 〜 109
Ⅲ度高血圧	180 以上	または	110 以上
収縮期高血圧	140 以上	かつ	90 未満

(日本高血圧学会・編:高血圧治療ガイドライン 2009 より)

成人の血糖コントロールの指標と評価

		HbA1c* NGSP (％)	空腹時血糖値 (mg/dL)	食後 2 時間血糖値 (mg/dL)
優		6.2 (5.8) 未満	80 〜 110 未満	80 〜 140 未満
良		6.2 〜 6.9 未満 (5.8 〜 6.5 未満)	110 〜 130 未満	140 〜 180 未満
可	不十分	6.9 〜 7.4 未満 (6.5 〜 7.0 未満)	130 〜 160 未満	180 〜 220 未満
	不良	7.4 〜 8.4 未満 (7.0 〜 8.0 未満)		
不可		8.4 (8.0) 以上	160 以上	220 以上

＊ ( ) は JDS

(日本糖尿病学会・編:糖尿病治療ガイドライン 2010 より引用改変)

検査・治療

尿の色調とその原因

	色調	原因
正常色	濃コハク	濃縮尿
	透明	希釈尿（利尿薬投与・浸透圧利尿・水利尿）
疾患による	橙色	ビリルビン尿、ウロビリン尿
	赤〜褐色	血尿、ヘモグロビン尿、ミオグロビン尿（酸化により褐色調が強まる）
	赤ワイン色	ポルフィリン尿
	ピンク〜赤	尿酸塩尿
薬剤による	橙〜赤	大黄、センナ
	赤〜コーラ色	ワルファリン
	赤紫	PSP（フェノールスルホンフタレイン）
	緑〜青	メチレンブルー、インジゴカルミン
	緑	ビタミンB_2
	褐色〜黒褐色	レボドパ

Memo

主な尿毒症症状

精神・神経	意識障害、脱力感、記銘力低下、頭痛、いらいら感、不眠、昏睡、痙攣、幻覚、感覚異常、運動障害、味覚障害
眼	眼底出血、視力障害
鼻	鼻出血
口腔	歯肉出血
呼吸器	咳、痰、胸水、肺水腫、呼吸困難
循環器	高血圧、不整脈、心肥大、心不全、心外膜炎、心筋症
消化器	口臭（アミン臭）、嘔気・嘔吐、食欲不振、下痢、消化管出血
腎・泌尿器	尿量減少
生殖器	不妊、妊孕力低下、インポテンス
血液	貧血、出血傾向、溶血
骨関節	骨折、関節痛、異所性石灰化
皮膚	皮下出血、かゆみ、むくみ、色素沈着、脱毛

検査・治療

主な検査項目

CT	腎尿路系の形状を観察する。腕の静脈から造影剤を注入した後で撮影する（造影 CT）ことにより、診断的価値が高まる（造影剤使用は、腎機能低下時には注意が必要）
超音波検査	体内の構造や内臓などを画像化して捉える。エコー検査、US 検査とも呼ばれる
腎盂尿管鏡（内視鏡）検査	尿道から内視鏡を膀胱内に入れ、尿管内にまで内視鏡を進めて、尿管と腎盂の中を観察する
膀胱鏡検査	膀胱に内視鏡を入れ、炎症や腫瘍を観察する
経静脈性尿路造影（排泄性腎盂造影）	腕の静脈から注入した造影剤が腎臓・尿管・膀胱に至るまでの様子を X 線で撮影して、各臓器の形状と機能を観察する
尿細胞診検査	病理診断の１つ。膀胱癌が疑われる場合に行う
骨シンチグラフィ	腎に腫瘍が認められた場合に、骨に転移があるかをみる

Memo

検査・治療

主な検査の流れ

■ 急性腎不全

STEP 1 診断
- 血液検査（BUN、Cr、Na、K、Ca、ANCAなどの特殊採血）
- 尿検査（尿量、一般検尿、尿沈渣、Na濃度）
- 腹部CTもしくは腹部エコー：尿路の閉塞の有無をチェック
- 胸部X線：肺うっ血の有無をチェック

STEP 2 経過観察
- 血液検査（BUN、Cr、Na、Kなど）
- 尿検査（尿量）

STEP 3
急性腎不全治癒
　もしくは
腎機能障害残存
　もしくは
透析導入

■ 血液透析患者の検査の目標値(週3回透析前値)

検査項目	目標値	検査内容
Cr (mg/dL)	8〜12	尿素窒素と合わせて透析効果を判定(性別、活動量、筋肉量により異なる)
BUN (mg/dL)	70〜90	Crと合わせて透析効率を判定(食事の蛋白量に影響を受ける)
Ht (%)	28〜33	貧血の程度をみる
Hb (g/dL)	10〜12	
K (mEq/L)	3.5〜5.5	透析不足や食事のカリウムが多いと上昇
Ca (mg/dL)	8.4〜10.0	二次性副甲状腺機能亢進症による、線維性骨炎、無形成骨(骨がもろく、代謝が悪い)の判定
P (mg/dL)	3.5〜6.0	高リン血症による異所性石灰化(関節、血管壁の石灰化)の判定
TP (mg/dL)	6.0〜8.0	栄養状態の判定
Alb (mg/dL)	3.5〜5.0	低栄養や肝不全では、低下する
β_2MG (mg/L)	30	透析アミロイドーシスの判定
intact-PTH (pg/mL)	60〜180	二次性副甲状腺機能亢進症の判定

(系統看護学講座 専門Ⅱ 腎・泌尿器.医学書院,2011より引用改変)

検査・治療

■ 慢性腎不全

STEP 1 診断
- 血液検査（BUN、Cr、Na、K、Cl、Ca、IP、Hb など）
- 尿検査（一般検尿、尿沈渣）
- 腹部 CT もしくは腹部エコー：尿路の閉塞の有無をチェック

腎機能が荒廃し、透析が導入された場合

STEP 2 経過観察
- 血液検査（BUN、Cr、Na、K、Cl、Ca、IP、Hb、intact-PTH、β_2MG など）
- 体重増加量

STEP 3 合併症診断
- 心電図
- ABI（下肢と上肢の血圧の比）：下肢血流のチェック
- 胸部 X 線
- 腹部 CT もしくは腹部エコー

■ ネフローゼ症候群

STEP 1 診断
- 尿検査（一般検尿、尿沈渣、1 日蓄尿蛋白量）
- 血液検査（TP、Alb、BUN、Cr、TC など）
- 腎生検

治療介入：それぞれの原疾患によって異なる

■ 急性腎炎症候群

STEP1 診断
・血液検査（BUN、Cr、ASO、ASK、補体など）
・尿検査（一般検尿、尿沈渣）

一過性でよくなるケースが多いが、場合によって

STEP2 経過観察
・血液検査（BUN、Crなど）
・尿検査（一般検尿、尿沈渣）

■ 慢性糸球体腎炎

STEP1 診断
・血液検査（TP、Alb、BUN、Cr、K、IgA、補体など）
・尿検査（一般検尿、尿沈渣）

STEP2 経過観察
・血液検査（TP、Alb、BUN、Cr、Kなど）
・尿検査（一般検尿、尿沈渣）

検査・治療

■ 急性腎盂腎炎

STEP1 診断
・尿検査（一般検尿、尿沈渣）
・尿培養検査
・血液検査（WBC、CRPなど）

STEP2 経過観察
・腹部CTもしくは腹部エコー：尿路の閉塞の有無をチェック

抗生剤投与にて治療

eGFR 年齢別早見表
(適応は 18 歳以上)

■ 男　性

推定GFR値(eGFR) mL/min/1.73 m^2 = 194 × Cr$^{-1.094}$ × Age$^{-0.287}$

血清Cr (mg/dL)	20歳	25歳	30歳	35歳	40歳	45歳
0.6	143.6	134.7	127.8	122.3	117.7	113.8
0.7	121.3	113.8	108.0	103.3	99.4	96.1
0.8	104.8	98.3	93.3	89.3	85.9	83.1
0.9	92.1	86.4	82.0	78.5	75.5	73.0
1.0	82.1	77.0	73.1	69.9	67.3	65.1
1.1	74.0	69.4	65.9	63.0	60.6	58.6
1.2	67.3	63.1	59.9	57.3	55.1	53.3
1.3	61.6	57.8	54.9	52.5	50.5	48.8
1.4	56.8	53.3	50.6	48.4	46.6	45.0
1.5	52.7	49.4	46.9	44.9	43.2	41.8
1.6	49.1	46.1	43.7	41.8	40.2	38.9
1.7	46.0	43.1	40.9	39.1	37.7	36.4
1.8	43.2	40.5	38.4	36.8	35.4	34.2
1.9	40.7	38.2	36.2	34.6	33.3	32.2
2.0	38.5	36.1	34.2	32.8	31.5	30.5
2.1	36.5	34.2	32.5	31.1	29.9	28.9
2.2	34.7	32.5	30.9	29.5	28.4	27.5
2.3	33.0	31.0	29.4	28.1	27.1	26.2
2.4	31.5	29.6	28.0	26.8	25.8	25.0
2.5	30.1	28.3	26.8	25.7	24.7	23.9

- □：eGFR ≧ 60（mL/min/1.73 m^2）
- ■：ステージ3　腎機能低下に対する病態評価と経過観察を要する
- ■：ステージ3　腎専門医への紹介が望ましい
- ■：ステージ4　腎専門医での治療が必要となる場合が多い
- ■：ステージ5　腎専門医での治療が必要

50歳	55歳	60歳	65歳	70歳	75歳	80歳	85歳
110.4	107.4	104.8	102.4	100.2	98.3	96.5	94.8
93.3	90.7	88.5	86.5	84.7	83.0	81.5	80.1
80.6	78.4	76.5	74.7	73.2	71.7	70.4	69.2
70.8	68.9	67.2	65.7	64.3	63.1	61.9	60.8
63.1	61.4	59.9	58.5	57.3	56.2	55.2	54.2
56.9	55.3	54.0	52.7	51.6	50.6	49.7	48.8
51.7	50.3	49.1	48.0	46.9	46.0	45.2	44.4
47.4	46.1	45.0	43.9	43.0	42.2	41.4	40.7
43.7	42.5	41.5	40.5	39.7	38.9	38.2	37.5
40.5	39.4	38.4	37.6	36.8	36.1	35.4	34.8
37.7	36.7	35.8	35.0	34.3	33.6	33.0	32.4
35.3	34.4	33.5	32.8	32.1	31.4	30.9	30.3
33.2	32.3	31.5	30.8	30.1	29.5	29.0	28.5
31.3	30.4	29.7	29.0	28.4	27.8	27.3	26.9
29.6	28.8	28.1	27.4	26.8	26.3	25.8	25.4
28.0	27.3	26.6	26.0	25.5	25.0	24.5	24.1
26.6	25.9	25.3	24.7	24.2	23.7	23.3	22.9
25.4	24.7	24.1	23.5	23.0	22.6	22.2	21.8
24.2	23.6	23.0	22.5	22.0	21.6	21.2	20.8
23.2	22.5	22.0	21.5	21.0	20.6	20.2	19.9

検査・治療

男性のつづき

血清 Cr (mg/dL)	20歳	25歳	30歳	35歳	40歳	45歳
2.6	28.9	27.1	25.7	24.6	23.7	22.9
2.7	27.7	26.0	24.7	23.6	22.7	21.9
2.8	26.6	25.0	23.7	22.7	21.8	21.1
2.9	25.6	24.0	22.8	21.8	21.0	20.3
3.0	24.7	23.2	22.0	21.0	20.2	19.6
3.1	23.8	22.3	21.2	20.3	19.5	18.9
3.2	23.0	21.6	20.5	19.6	18.9	18.2
3.3	22.2	20.9	19.8	18.9	18.2	17.6
3.4	21.5	20.2	19.2	18.3	17.6	17.1
3.5	20.9	19.6	18.6	17.8	17.1	16.5
3.6	20.2	19.0	18.0	17.2	16.6	16.0
3.7	19.6	18.4	17.5	16.7	16.1	15.5
3.8	19.1	17.9	17.0	16.2	15.6	15.1
3.9	18.5	17.4	16.5	15.8	15.2	14.7
4.0	18.0	16.9	16.0	15.3	14.8	14.3

- □：eGFR ≧ 60（mL/min/1.73 m^2）
- ■：ステージ3　腎機能低下に対する病態評価と経過観察を要する
- ■：ステージ3　腎専門医への紹介が望ましい
- ■：ステージ4　腎専門医での治療が必要となる場合が多い
- ■：ステージ5　腎専門医での治療が必要

50歳	55歳	60歳	65歳	70歳	75歳	80歳	85歳
22.2	21.6	21.1	20.6	20.2	19.8	19.4	19.1
21.3	20.7	20.2	19.8	19.3	19.0	18.6	18.3
20.5	19.9	19.4	19.0	18.6	18.2	17.9	17.6
19.7	19.2	18.7	18.3	17.9	17.5	17.2	16.9
19.0	18.5	18.0	17.6	17.2	16.9	16.6	16.3
18.3	17.8	17.4	17.0	16.6	16.3	16.0	15.7
17.7	17.2	16.8	16.4	16.1	15.7	15.5	15.2
17.1	16.6	16.2	15.9	15.5	15.2	14.9	14.7
16.5	16.1	15.7	15.3	15.0	14.7	14.5	14.2
16.0	15.6	15.2	14.9	14.6	14.3	14.0	13.8
15.5	15.1	14.8	14.4	14.1	13.8	13.6	13.3
15.1	14.7	14.3	14.0	13.7	13.4	13.2	13.0
14.7	14.3	13.9	13.6	13.3	13.0	12.8	12.6
14.2	13.9	13.5	13.2	12.9	12.7	12.4	12.2
13.9	13.5	13.1	12.8	12.6	12.3	12.1	11.9

検査・治療

■ 女　性

推定 GFR 値（eGFR）mL/min/1.73 m^2
 =194 × Cr$^{-1.094}$ × Age$^{-0.287}$ × 0.739

血清 Cr (mg/dL)	20 歳	25 歳	30 歳	35 歳	40 歳	45 歳
0.6	106.1	99.5	94.5	90.4	87.0	84.1
0.7	89.6	84.1	79.8	76.3	73.5	71.0
0.8	77.5	72.7	68.9	66.0	63.5	61.4
0.9	68.1	63.9	60.6	58.0	55.8	54.0
1.0	60.7	56.9	54.0	51.7	49.7	48.1
1.1	54.7	51.3	48.7	46.6	44.8	43.3
1.2	49.7	46.6	44.2	42.3	40.7	39.4
1.3	45.5	42.7	40.5	38.8	37.3	36.1
1.4	42.0	39.4	37.4	35.8	34.4	33.3
1.5	38.9	36.5	34.7	33.2	31.9	30.9
1.6	36.3	34.0	32.3	30.9	29.7	28.8
1.7	34.0	31.9	30.2	28.9	27.8	26.9
1.8	31.9	29.9	28.4	27.2	26.1	25.3
1.9	30.1	28.2	26.8	25.6	24.6	23.8
2.0	28.4	26.7	25.3	24.2	23.3	22.5
2.1	26.9	25.3	24.0	23.0	22.1	21.4
2.2	25.6	24.0	22.8	21.8	21.0	20.3
2.3	24.4	22.9	21.7	20.8	20.0	19.3
2.4	23.3	21.8	20.7	19.8	19.1	18.5
2.5	22.3	20.9	19.8	19.0	18.3	17.6

□：eGFR ≧ 60（mL/min/1.73 m^2）
■：ステージ３　腎機能低下に対する病態評価と経過観察を要する
■：ステージ３　腎専門医への紹介が望ましい
■：ステージ４　腎専門医での治療が必要となる場合が多い
■：ステージ５　腎専門医での治療が必要

50歳	55歳	60歳	65歳	70歳	75歳	80歳	85歳
81.6	79.4	77.4	75.7	74.1	72.6	71.3	70.0
68.9	67.1	65.4	63.9	62.6	61.3	60.2	59.2
59.5	57.9	56.5	55.2	54.1	53.0	52.0	51.1
52.3	50.9	49.7	48.6	47.5	46.6	45.7	45.0
46.6	45.4	44.3	43.3	42.4	41.5	40.8	40.1
42.0	40.9	39.9	39.0	38.2	37.4	36.7	36.1
38.2	37.2	36.3	35.4	34.7	34.0	33.4	32.8
35.0	34.1	33.2	32.5	31.8	31.2	30.6	30.1
32.3	31.4	30.6	29.9	29.3	28.7	28.2	27.7
29.9	29.1	28.4	27.8	27.2	26.6	26.2	25.7
27.9	27.1	26.5	25.9	25.3	24.8	24.4	24.0
26.1	25.4	24.8	24.2	23.7	23.2	22.8	22.4
24.5	23.9	23.3	22.7	22.3	21.8	21.4	21.1
23.1	22.5	21.9	21.4	21.0	20.6	20.2	19.8
21.9	21.3	20.7	20.3	19.8	19.5	19.1	18.8
20.7	20.2	19.7	19.2	18.8	18.4	18.1	17.8
19.7	19.2	18.7	18.3	17.9	17.5	17.2	16.9
18.8	18.2	17.8	17.4	17.0	16.7	16.4	16.1
17.9	17.4	17.0	16.6	16.3	15.9	15.6	15.4
17.1	16.7	16.2	15.9	15.5	15.2	15.0	14.7

検査・治療

女性のつづき

血清Cr (mg/dL)	20歳	25歳	30歳	35歳	40歳	45歳
2.6	21.3	20.0	19.0	18.2	17.5	16.9
2.7	20.5	19.2	18.2	17.4	16.8	16.2
2.8	19.7	18.5	17.5	16.8	16.1	15.6
2.9	18.9	17.8	16.9	16.1	15.5	15.0
3.0	18.2	17.1	16.2	15.5	15.0	14.5
3.1	17.6	16.5	15.7	15.0	14.4	13.9
3.2	17.0	15.9	15.1	14.5	13.9	13.5
3.3	16.4	15.4	14.6	14.0	13.5	13.0
3.4	15.9	14.9	14.2	13.5	13.0	12.6
3.5	15.4	14.5	13.7	13.1	12.6	12.2
3.6	14.9	14.0	13.3	12.7	12.2	11.8
3.7	14.5	13.6	12.9	12.4	11.9	11.5
3.8	14.1	13.2	12.5	12.0	11.5	11.2
3.9	13.7	12.8	12.2	11.7	11.2	10.8
4.0	13.3	12.5	11.9	11.3	10.9	10.6

- □：eGFR ≧ 60（mL/min/1.73 m^2）
- ■：ステージ3　腎機能低下に対する病態評価と経過観察を要する
- ■：ステージ3　腎専門医への紹介が望ましい
- ■：ステージ4　腎専門医での治療が必要となる場合が多い
- ■：ステージ5　腎専門医での治療が必要

50歳	55歳	60歳	65歳	70歳	75歳	80歳	85歳
16.4	16.0	15.6	15.2	14.9	14.6	14.3	14.1
15.7	15.3	14.9	14.6	14.3	14.0	13.8	13.5
15.1	14.7	14.4	14.0	13.7	13.5	13.2	13.0
14.6	14.2	13.8	13.5	13.2	13.0	12.7	12.5
14.0	13.6	13.3	13.0	12.7	12.5	12.3	12.0
13.5	13.2	12.8	12.5	12.3	12.0	11.8	11.6
13.1	12.7	12.4	12.1	11.9	11.6	11.4	11.2
12.6	12.3	12.0	11.7	11.5	11.2	11.0	10.9
12.2	11.9	11.6	11.3	11.1	10.9	10.7	10.5
11.8	11.5	11.2	11.0	10.8	10.5	10.4	10.2
11.5	11.2	10.9	10.7	10.4	10.2	10.0	9.9
11.1	10.8	10.6	10.3	10.1	9.9	9.7	9.6
10.8	10.5	10.3	10.0	9.8	9.6	9.5	9.3
10.5	10.2	10.0	9.8	9.6	9.4	9.2	9.0
10.2	10.0	9.7	9.5	9.3	9.1	8.9	8.8

検査・治療

慢性腎臓病(CKD)の定義と病期分類

1. 腎障害の存在が明らか
(1) 蛋白尿の存在、または
(2) 蛋白尿以外の異常
 病理、画像診断、検査(検尿/血液)など、腎障害の存在が明らか

2. GFR < 60 mL/min/1.73 m²

病期	定義	GFR < 60 (mL/min/1.73m²)
1	腎症はあるが、機能は正常以上	≧ 90
2	軽度低下	60 ~ 89
3	中等度低下	30 ~ 59
4	高度低下	15 ~ 29
5	腎不全	< 15

病期(ステージ)分類において移植患者の場合はTを、ステージ5で透析を受けている場合はDをつける

> 定義:上記の 1、2 いずれか、または両方が
> 3 か月間以上持続する。

(K/DOQI-KDIGO ガイドラインより)

糖尿病性腎症の病期分類

	臨床的特徴	
	蛋白尿 (アルブミン)	GFR
第1期 (腎症前期)	正常	正常 ときに高値
第2期 (早期腎症期)	微量アルブミン尿	
第3期A (顕性腎症前期)	持続性蛋白尿 1 g/日未満	60 mL/分以上
第3期B (顕性腎症後期)	持続性蛋白尿 1 g/日以上	60 mL/分未満
第4期 (腎不全期)		著明低下(sCr上昇)
第5期 (透析療法期)	透析療法中	

検査・治療

Memo

慢性腎不全の透析導入基準

1．臨床症状

① 体液貯留（全身性浮腫、高度の低蛋白血症、肺水腫）
② 体液異常（管理不能の電解質一酸塩基平衡異常）
③ 消化器症状（悪心・嘔吐、食思不振、下痢など）
④ 循環器症状（重篤な高血圧、心不全、心包炎）
⑤ 神経症状（中枢・末梢神経障害、精神障害）
⑥ 血液異常（高度の貧血症状、出血傾向）
⑦ 視力障害（尿毒症性網膜症、糖尿病性網膜症）

これら①～⑦項目のうち3個以上あてはまるものを高度（30点）、2個を中等度（20点）、1個を軽度（10点）とする

2．腎機能

血清 Cr（mg/dL） （クレアチニンクリアランス mL/min）	点数
8 以上（10 未満）	30 点
5 ～ 8 未満（10 ～ 20 未満）	20 点
3 ～ 5 未満（20 ～ 30 未満）	10 点

3．日常生活障害度

	点数
尿毒症状のため起床できないものを高度	30 点
日常生活が著しく制限されるものを中等度	20 点
通勤、通学あるいは家庭内労働が困難となったものを軽度	10 点

> **1. 臨床症状、2. 腎機能、3. 日常生活障害度の合計が60点以上を透析導入とする。**

*年少者（10歳未満）、高齢者（65歳以上）、全身性血管合併症のあるものについては10点を加算.
〔平成3（1991）年度厚生科学研究・腎不全医療研究班より〕

Memo

検査・治療

透析と腎移植

血液透析の特徴

- 内シャントや人工血管移植術など、血液アクセスを作製する手術が必要
- 治療は、基本的に通院（週3回、1回3〜4時間）で行う
- 治療は病院スタッフに依存できる
- 恒久的な治療が可能
- 腹膜透析と比較すると、体液量の管理が容易

腹膜透析の特徴

- 腹膜カテーテル留置の手術が必要
- 透析液の交換は、自宅や職場で行う
- 通院は月に1〜2回でよく、社会復帰が容易
- 基本的に自分で治療を行うが、不潔操作による腹膜炎の危険性がある
- 心臓に対する負担が小さく、残った腎機能を長期保存することができる
- 長期継続すると、被囊性腹膜硬化症になる可能性が高いため、治療開始から5〜8年で血液透析に移行する必要がある

腎移植

- 全身麻酔下の、比較的負担の大きな移植手術が必要
- 自発的な提供者から提供された片方の腎臓を移植する「生体腎移植」と、脳死判定を受けた者または心停止の患者から提供された腎臓を移植する「献腎移植」がある。日本では、圧倒的に「生体腎移植」が多い
- 腎移植を行うと、健康な人と同じように24時間かけて自然に排尿できるようになる
- 全身状態が安定し、食事制限もほとんどなくなる
- 拒絶反応を抑えるため、免疫抑制剤を生涯飲み続ける必要がある

検査・治療

Memo

血液透析 ブラッドアクセスの種類

● 内シャント

作製方法	●自己の動脈を吻合する（橈骨動脈と橈側皮静脈との吻合が多い） ●利き腕と反対の腕に作製することが多い
適応	●ある程度、心機能が保たれていること ●吻合に適した血管が存在すること ●基本的に第一選択
穿刺可能時期	●作製後2週間以上
その他	●狭窄や閉塞などが起こりやすい

● 人工血管移植術

作製方法	●人工血管を移植する。通常は上肢に移植するが、吻合する血管がない場合は大腿部に移植することもある
適応	●内シャントに適した血管が存在しない場合（実質的に第二選択） ●ある程度、心機能が保たれていること
穿刺可能時期	●ePTFE：術後2～3週間以上（腕のむくみが強くなるため） ●ポリウレタン製：早期穿刺が可能（ただし、手術での操作性が悪い）
その他	●内シャントに比べ、感染が起こりやすい

[略語] ePTFE：ポリテトラフルオロエチレン製

● 動脈表在化

作製方法	● 動脈を表在化して直接穿刺し、血液透析の脱血に用いる
適応	● 心機能が悪く、内シャントや人工血管移植術に耐えられない場合 ● 通常のシャントに適した血管が認められない場合
その他	● 動脈に穿刺するため、止血時間が長くなる ● 手術痕が残る

● 長期型バスキュラーカテーテル

作製方法	● 中心静脈にカテーテルを挿入し、皮下トンネルを作成する
適応	● いずれのアクセスも造設が困難な場合。 ● 認知症、不穏・体動など、透析の穿刺および針の固定が困難な場合など(患者の状態によって適応となる)
その他	● 感染症を合併した場合には、重篤化しやすい ● 6か月〜1年おきに、カテーテルまたは接続部の交換が必要

検査・治療

Memo

慢性腎臓病のセルフマネジメント項目

CKD ステージ

ステージ	状態
1・2	尿蛋白の持続 GFR 低下
3・4	GFR の低下（体液過剰、電解質バランスの異常、貧血）、心血管系疾患の合併
5	透析導入検討

- 受診行動の継続
- 生活習慣の改善
 （食事・禁煙・減量など）

- 食事療法
- 薬物療法
- 身体症状の変化に対応

- 今後の治療選択
- 過度の運動を制限
- 感染予防
- 感情の変化に対応
- 周囲との関係づくり

Memo

検査・治療

慢性腎不全の患者指導項目

■ CKD ステージ 5 〜透析導入期

①慢性腎不全の病態	●腎臓の働きと腎不全 ●腎不全の症状（浮腫・貧血・倦怠感・消化器症状）
②透析	●透析の種類・原理と透析条件 ●透析の流れ（手順、スケジュール） ●透析後や日常での穿刺部の観察（出血、感染、閉塞） ●透析中の合併症：血圧低下、悪心・嘔吐、穿刺部痛、感染症 腹膜透析：腹膜炎、被嚢性腹膜硬化症、ヘルニア 血液透析：不均衡症候群 ●血液透析の場合：透析センター見学
③食事療法	●保存期の食事と透析食の違い（透析食とは塩分、K、Pの制限） ●食品の選択方法と調理方法
④水分・体重管理	●ドライウエイト（DW） ●水分摂取量と尿量 ●塩分・水分摂取量と体重増加 ●体重・血圧・尿量の測定 ●体重増加の許容範囲（DWの3〜5％）
⑤薬物療法	●薬効、服薬時間・回数、保管方法 ●糖尿病患者の場合：血糖管理

⑥日常生活	●腹膜透析の場合：物品管理 ●異常時の対応と連絡
⑦検査データ	●読み方と見方（BUN、Cr、K、Ca、P、Ht、心胸比など）
⑧社会資源の説明	●身体障害者手帳などの手続き
⑨災害時の対処法	●緊急時の連絡方法、災害個人カード

■ 維持期

前記①～⑨に加えて、

⑩適切な透析の継続	●透析回数、透析時間
⑪長期透析の合併症	●循環器合併症（心不全、低血圧、不整脈）、貧血、消化管出血、骨・関節合併症、透析アミロイドーシス ●原因と予防

検査・治療

Memo

....

....

....

....

....

透析患者に対する食事基準

1日量	血液透析（週3回）	CAPD
エネルギー (kcal/kg)[*1]	27〜39	27〜39
蛋白質 (g/kg)[*1]	1.0〜1.2	1.1〜1.3
食塩 (g)	6未満	尿量（L）×5＋PD除水（L）×7.5
水分 (mL)	できるだけ少なく 15 mL/kgDW/日以下	尿量＋除水量
K (g)	2.0以下	制限なし[*2]
P (mg)	蛋白質（g）×15以下	

[*1] 厚生労働省策定の「日本人の食事摂取基準(2005年版)」と同一とする。性別年齢身体活動レベルにより推定エネルギー必要量は異なる。
[*2] 高カリウム血症では血液透析と同様に制限。

[略語] CAPD：持続携行式腹膜透析、PD：腹膜透析、DW：ドライウェイト
（腎疾患の食事療法ガイドライン改訂委員会：慢性腎臓病に対する食事療法基準2007年版より）

血液透析中の体重増加量
- 透析間隔が中1日の場合 ⇒ 基礎体重の3％以内
- 透析間隔が中2日の場合 ⇒ 基礎体重の5％以内

が望ましい。

Memo

主な食品の塩分含有量

	塩分含有量
食パン 6枚きり1枚（60g）	0.8 g
あじの干物 中1枚（60g）	1.3 g
ウインナー1本（20g）	0.4 g
ベーコン1枚（20g）	0.4 g
ロースハム1枚（20g）	0.5 g
ざーさい（20g）	2.7 g
こんぶ佃煮（20g）	1.5 g
梅干1個（15g）	1～3 g

■ 塩分1gの目安

食塩　小さじ1/5
コンソメ　小さじ2/5
和風だし（顆粒）　小さじ1/2
しょうゆ　小さじ1

みそ　小さじ1と2/3
減塩しょうゆ　小さじ2
ソース（中濃）　小さじ2

ケチャップ　小さじ5と4/5
マヨネーズ　小さじ10

- しょうゆに比べ、ソース・減塩しょうゆは塩分が半分
- ケチャップやマヨネーズはさらに塩分が少ない

▶ 主な食品のカリウム含有量

*脂肪なし

	0 〜 200 mg		201 mg 〜	
穀類・イモ類	米飯 1 杯 (160 g) 食パン 6 枚切り 1 枚 (60 g)	46 58	さつまいも 1/2 個 (100 g) さといも 3 個 (100 g)	470 640
卵・乳製品・大豆製品	卵 1 個 (50 g) 木綿豆腐 1/3 丁 (100 g) 無糖ヨーグルト (100 g)	65 140 170	納豆 (40 g) 牛乳 (200 cc)	264 300
魚介類	生さけ 1 切れ (80 g) まいわし 1 匹 (50 g)	140 155	いか刺身 (100 g) あじ 1 切れ (80 g) うなぎ蒲焼 (100 g)	270 300 300
肉類 (100g)	とり手羽	180	和牛かたロース* 豚モモ* とりささみ	210 360 420
野菜・フルーツ	ピーマン 1 個 (30 g) ブロッコリー 1 房 (30 g) ごぼう (50 g) いちご大 5 粒 (100 g) きゅうり 1 本 (100 g)	57 108 160 170 200	トマト 1 個 (100 g) かぼちゃ 1 かけ (50 g) だいこん (100 g) バナナ 1 本 (100 g) ほうれん草 1/3 束 (70 g)	210 225 230 360 483

●特に野菜や果物に多く含まれる
●カリウムは水に溶ける性質があるため、調理法によって摂取量を減らすことができる（小さく切って水にさらした場合 10% 減、茹でこぼした場合 40% 減）
●調理法によって摂取を半分以下にすることは難しい

検査・治療

主な食品のリン含有量

*脂肪なし

	0〜200 mg		201 mg〜	
穀類・イモ類	米飯1杯（160 g） 食パン6枚切り1枚（60 g）	54 50		
卵・乳製品・大豆製品	納豆（40 g） 卵1個（50 g） 木綿豆腐1/3丁（100 g） 無糖ヨーグルト（100 g） プロセスチーズ1切れ（20 g） 牛乳（200 cc）	76 90 110 100 150 186		
魚介類	あさり（100 g） ぶり1切れ（70 g） たこ（100 g） あじ1切れ（80 g）	85 140 160 180	まぐろ口赤身（80 g） さんま1尾（140 g） いか（100 g） うなぎ蒲焼（100 g）	220 250 280 300
肉類 （100g）	和牛かたロース* 和牛モモ* 豚かた* とりモモ皮なし とりささみ	120 170 190 200 200	豚ヒレ とりレバー 豚レバー	230 300 340

- 魚介類、乳製品に多く含まれる
- 蛋白質の多い食品は、リンも多く含まれる
- レトルト食品、加工食品に添加物として使用されていることがあるため、要注意

主な食品の蛋白質含有量

*脂肪なし

	0〜10 g		11 g〜	
穀類・イモ類	食パン6枚切り1枚 (60 g) 米飯1杯 (160 g)	5.5 9.7		
卵・乳製品・大豆製品	無糖ヨーグルト (100 g) プロセスチーズ1切れ (20 g) 卵1個 (50 g) 木綿豆腐 1/3丁 (100 g) 納豆 (40 g) 牛乳 (200 cc)	3.6 4.5 6.2 6.6 6.6 6.6		
魚介類	あさり (100 g) ししゃも1尾 (15 g)	6.0 3.2	あじ1切れ (80 g) 生さけ1切れ (80 g) まぐろ口赤身 (80 g) さんま1尾 (140 g)	16.6 18.0 21.1 25.9
肉類 (100 g)			豚ばら 豚かたロース* 牛レバー とりささみ	14.2 17.8 19.6 24.6
野菜・フルーツ	トマト1個 (100 g) ブロッコリー1房 (30 g) ほうれん草 1/3束 (70 g) さつまいも1本 (160 g)	0.7 1.3 1.5 1.9		

検査・治療

腎障害をきたしやすい薬剤

抗菌薬	アミノグリコシド系 ペニシリン系 セフェム系 ST 合剤
抗真菌薬	アムホテリシン B
抗腫瘍薬	シスプラチン マイトマイシン C メトトレキサート
解熱鎮痛薬	NSAIDs フェナセチン
ヨード含有造影剤	
免疫抑制薬	シクロスポリン タクロリムス
抗リウマチ薬	金製剤 D-ペニシラミン
降圧薬	アンジオテンシン変換酵素阻害薬 アンジオテンシンⅡ受容体拮抗薬
制酸薬	H_2 ブロッカー
抗甲状腺薬	プロピルチオウラシル（ANCA 関連腎炎惹起物質として）

Memo

腎機能障害患者に現れやすい重篤な副作用

■ 抗菌薬

薬剤（商品名）	副作用
ペニシリン系 （ペントシリン、ドイル、ユナシン）	中枢神経障害（痙攣、意識障害など）
セフェム系 （セファメジンα、パンスポリン）	
カルバペネム系 （チエナム、カルベニン、メロペン）	
ニューキノロン系 （クラビット）	
アミノグリコシド系 （ゲンタシン、カナマイシン、アミカマイシン）	聴力障害、平衡機能障害（めまい、ふらつき）・腎障害
グリコペプチド系 （バンコマイシン）	聴力障害、腎障害

■ 化学療法剤

薬剤（商品名）	副作用
イソニアジド（イスコチン）	肝機能障害
エタンブトール（エサンブトール）	視力障害

■ 抗ウイルス薬

薬剤（商品名）	副作用
アシクロビル（ゾビラックス）	中枢神経障害（痙攣、意識障害など）

■ 抗真菌薬

薬剤（商品名）	副作用
フルコナゾール（ジフルカン）	肝機能障害
ミコナゾール（フロリード）	

■ 循環器系製剤

薬剤（商品名）	副作用
強心薬ージギタリス製剤 ジゴキン（ジゴキシン、ジギトキシン）	食欲不振、精神神経症状、不整脈
抗不整脈薬 ジソピラミド（リスモダン）	消化器症状、排尿障害、不整脈
プロカインアミド（アミサリン）	精神神経症状、低血圧、不整脈
β遮断薬 プロプラノロール（インデラル） アテノロール（テノーミン）	徐脈、糖尿病（末梢神経障害）では注意
降圧薬－ACE阻害薬 カプトプリル（カプトリル） エナラプリルマレイン酸（レニベース） テモカプリル（エースコール）	空咳、高カリウム血症、貧血、アシドーシス
利尿薬 スピロノラクトン（アルダクトンA）	高カリウム血症、アシドーシス

検査・治療

■ 消化器系薬剤

薬剤（商品名）	副作用
消化性潰瘍治療薬 　シメチジン（タガメット） 　ラニチジン（ザンタック） 　ファモチジン（ガスター）	汎血球減少症、精神神経症状、肝機能障害
スルピリド（ドグマチール）	パーキンソン症候群、不整脈
制酸薬・下剤	アルミニウム脳症、高マグネシウム血症

■ 解熱・鎮痛・消炎薬

薬剤（商品名）	副作用
モルヒネ（塩酸モルヒネ）	鎮痛効果の増強、傾眠傾向、意識障害

■ 代謝に関する薬剤

薬剤（商品名）	副作用
糖尿病治療薬－経口血糖降下薬 　グリベンクラミド（オイグルコン、ダオニール）	低血糖
脂質異常症薬 　ベザフィブラート（ベザトール）	横紋筋融解症
ニセリトロール（ペリシット）	血小板減少、貧血

■ 痛風治療薬

薬剤（商品名）	副作用
アロプリノール（ザイロリック）	骨髄抑制、肝機能障害

■ 呼吸器官用薬

薬剤（商品名）	副作用
テオフィリン（テオドール）	悪心・嘔吐、不整脈、精神神経症状

■ 抗癌剤

薬剤（商品名）	副作用
メトトレキサート（メソトレキセート）	骨髄抑制、腎障害、肝機能障害
シスプラチン（ランダ、ブリプラチン）	腎障害、嘔吐、聴力障害、胃腸障害、骨髄抑制

■ 抗血栓剤

薬剤（商品名）	副作用
ダビガトラン（プラザキサ）	出血

▶ 腎不全で注意したい薬剤と食品・嗜好品

■ 注意を要するもの

アンジオテンシン変換酵素阻害薬、アンジオテンシンⅡ受容体拮抗薬

➡ 基本的に腎臓保護効果が期待できるため頻用されるが、
- 両側の腎動脈狭窄例では、投与した後に腎機能が急速に悪化することがある
- 高カリウム血症をきたすことがある
- 脱水時に使用していると、腎機能が急激に悪化することがある

アルドステロン拮抗薬（セララ、アルダクトン）

➡ 腎機能増悪後、特にアンジオテンシン変換酵素阻害薬、アンジオテンシン受容体拮抗薬との併用時に、重篤な高カリウム血症をきたすことがある

解熱鎮痛薬（NSAIDs：ボルタレン、ロキソニンなど）

➡ 整形外科などで連日処方され、腎機能障害が増悪する原因になることが多い

経口血糖降下薬（オイグルコン、アマリールなど）

➡ 腎機能が悪化すると、薬の効果が増強して、重篤な低血糖が2～3日続くことがある

H₂遮断薬

➡ 意識障害や痙攣などを起こすことがある

ケール100%の青汁

➡ 青汁1日量が透析患者1日分のカリウム量に相当し、重篤な高カリウム血症をきたす原因になりうる

■ 腎機能悪化時に減量が必要なもの

ジギタリス、バンコマイシン

➡ 排泄機能の低下により、薬の副作用が強く出てしまう可能性がある

■ 禁忌・特に注意を要するもの

ガドリニウム（MRI検査での造影剤）

➡ 腎性全身性線維症という重篤な状態になる可能性があるので禁忌

胃薬(アルミニウム、マグネシウムの含まれているもの)

➡ マグネシウムの蓄積により、マグネシウム中毒になることがある。
特にアルミニウムは、脳症や骨症の原因となるため禁忌（市販の胃薬の中にはアルミニウム、マグネシウム含有のものがあるので注意）

検査・治療

▶ 検査・手術で一時的に服用を中止すべき経口薬

■ 観血的処置（生検など）を伴う検査・術前に中止すべき経口薬

一般名	主な商品名
抗凝固剤	
ワルファリン	ワーファリン、ワルファリンカリウム、ワルファリンK
ダビガトラン	プラザキサ
血小板凝集抑制剤	
アスピリン（合剤）	バイアスピリン、バファリン配合錠A81
チクロピジン	パナルジン
クロピドグレル	プラビックス
シロスタゾール	プレタール、シロスレット
リマプロスト アルファデクス	オパルモン、プロレナール、オプチラン
サルポグレラート	アンプラーグ
ベラプロスト	ベラサスLA、ケアロード、ドルナー、プロサイリン
冠拡張薬	
ジピリダモール	アンギナール、ペルサンチン
ジラゼプ	コメリアン
脂質異常症薬	
イコサペント	エパデール、ソルミラン

■ 造影剤使用時に中止すべき経口薬

	主な商品名
ビグアナイド系糖尿病薬	グリコラン、メデット、メルビン、メトグルコ、ジベトス

Memo

検査・治療

腎臓機能障害 身体障害者障害程度等級表

	1級	3級	4級
内因性 CCR* (mL)	10 未満	10 以上 20 未満	20 以上 30 未満
血清 Cr (mg/dL)	8.0 以上	5.0 以上 8.0 未満	3.0 以上 5.0 未満
生活活動	自己の身辺の日常生活活動が著しく制限または血液浄化を目的とした治療を要するか、きわめて近い将来に治療を要する	家庭内での極めて温和な日常生活活動には支障はないが、それ以上の活動は著しく制限されるまたは右のうち2つ以上の所見がある	家庭内での普通の日常生活活動や社会での極めて温和な日常生活活動には支障はないが、それ以上の活動は著しく制限されるまたは右のうち2つ以上の所見のある

① 腎不全に基づく末梢神経症
② 腎不全に基づく消化器症状
③ 水分電解質異常
④ 腎不全に基づく精神異常
⑤ X線写真所見における骨異栄養症
⑥ 腎性貧血
⑦ 代謝性アシドーシス
⑧ 重篤な高血圧症
⑨ 腎疾患に直接関連するその他の症状

*満12歳以下に適用
*血清Crが8.0 mg/dL未満でも、人工透析を受けている場合には1級に認定されることもある

Memo

検査・治療

Memo

主な薬剤

薬剤一覧のみかた

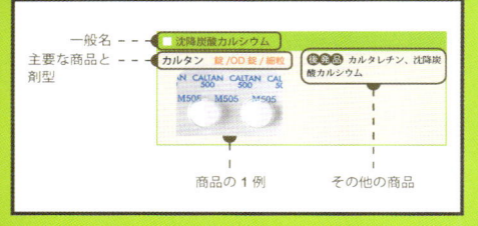

- 一般名 --- **沈降炭酸カルシウム**
- 主要な商品と剤型 --- **カルタン** 錠/OD錠/細粒

同成分 カルタチン、沈降炭酸カルシウム

商品の1例　　その他の商品

降圧薬

〔Ca拮抗薬〕

■ ジヒドロピリジン系薬剤－第一世代

□ ニフェジピン

アダラート　カプセル / L錠 / CR錠

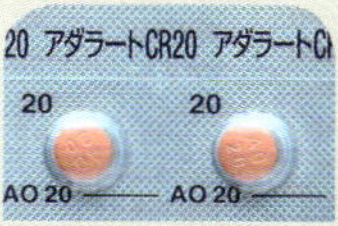

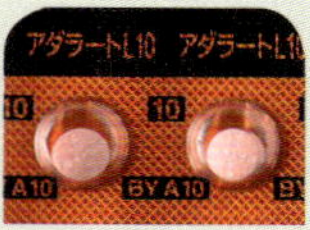

セパミット　細粒 / Rカプセル / R細粒

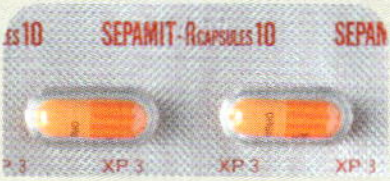

エマベリン　Lカプセル

後発品 ニフェジピン・CR、ニフェラート・L、アタナール、アテネラート・L、カサンミル・S、キサラートL、ケパクルL、コバラートL、コリネールL・CR、シオペルミンL、トーワラートL・CR、ニフェジピン・L・CR、ニフェスロー、ニフェランタンCR、ニレーナL、ヘルラート・ミニ・L、ラミタレート・L

■ ニカルジピン塩酸塩

ニコデール　錠/散/LA カプセル

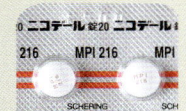

ペルジピン　錠/散/LA カプセル

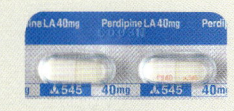

後発品 ニカルジピン塩酸塩、ニカルピン、アポジピン・L、イセジピール、コポネント、サリペックス・LA、ツルセピン、ニカルジレート、ニスタジール、プレアルピン、ラジストミン・L、ニカジルスL

ペルピジン　注

後発品 ニカルジピン塩酸塩、サリペックス、ニカルピン、アプロパン、イセジピール、ニスタジール、ラジストミン

■ ジヒドロピリジン系薬剤−第二世代

■ ベニジピン塩酸塩

コニール　錠

後発品 ベニジピン塩酸塩、塩酸ベニジピン、コニプロス、ベニトーワ

■ エホニジピン塩酸塩エタノール付加物

ランデル　錠

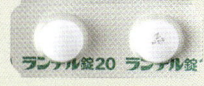

■ シルニジピン

アテレック　錠

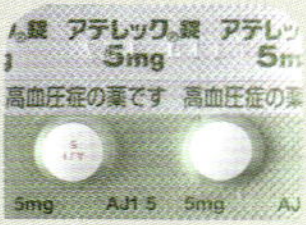

後発品 シルニジピン

シナロング　錠

主な薬剤

降圧薬

67

■ ジヒドロピリジン系薬剤－第三世代

■ アムロジピンベシル酸塩

アムロジン　錠/OD錠	後発品 アムロジピン、アムロジピンOD
ノルバスク　錠/OD錠	

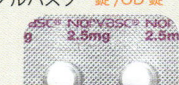

アムロジピン内用ゼリー　ゼリー
アムロジピンODフィルム　フィルム

■ アゼルニジピン

カルブロック　錠

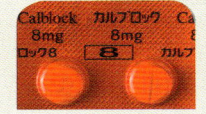

■ ジルチアゼム塩酸塩

■ ジルチアゼム塩酸塩

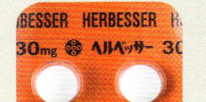

ヘルベッサー 錠/Rカプセル	後発品 コーレン、コロヘルサー・R、ジルチアゼム塩酸塩、セレスナット、フロッティ、ヘマレキート、ミオカルジー、ヨウチアゼム、ルチアノンR

ヘルベッサー　注	後発品 塩酸ジルチアゼム、ジルチアゼム塩酸塩

〔β遮断薬〕

■ β₁非選択性でISA※のないもの

□ プロプラノロール塩酸塩

インデラル　ＬＡカプセル/注/錠

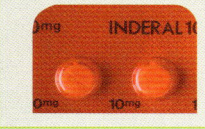

後発品 アイデイトロール、サワタール、ソラシロール、ヘルツペース、メントリース

■ β₁選択性でISA※のないもの

□ アテノロール

テノーミン　錠

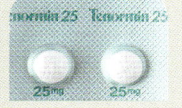

後発品 アルセノール、アテネミール、アテノリズム、アテノロール、アルマイラー、カテノミン、クシセミン、セーブテンス、セーラジール、テノミロール、トーワミン、ミロベクト、メゾルミン、メチニン、リスモリース

アテノロール
ドライシロップ

□ メトプロロール酒石酸塩

セロケン　錠/Ｌ錠

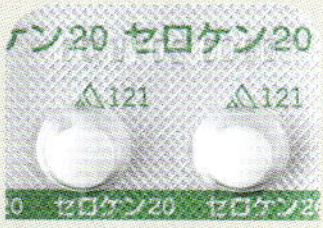

ロプレソール　錠/ＳＲ錠

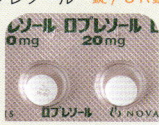

後発品 シプセロン、ゼグミューラー、セレクナート、メデビン、メトプリック、メルコモン

※ ISA：内因性交感神経刺激作用

主な薬剤

降圧薬

■ ビソプロロールフマル酸塩

メインテート 錠

後発品 ウェルビー、ビソテート、メイタット、メイントーワ、メインハーツ、メインロール、ルーク

■ α、β遮断薬

■ カルベジロール

アーチスト 錠

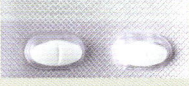

後発品 カルベジロール、アーチワン、アテノート、アニスト

■ アロチノロール塩酸塩

アルマール 錠

後発品 セオノマール、塩酸アロチノロール、アストニール、アセメール、アナシロール、アロチノイル、アロチノン、アロチノロール塩酸塩

〔アンジオテンシン変換酵素（ACE）阻害薬〕

■ エナラプリルマレイン酸塩

レニベース 錠

後発品 エナラプリルM、レニベーゼ、エナラプリルマレイン酸塩、エナラプリル、エナリン、カルネート、ザクール、シンベノン、スパシオール、セリース、ファルプリル、ラリルドン、レニメック、レノペント、レビンベース、レリート

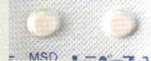

エナラート 細粒/錠

■ イミダプリル塩酸塩

タナトリル 錠

後発品 イミダプリル塩酸塩

■ トランドラプリル

オドリック 錠

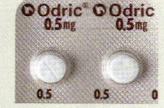

プレラン 錠

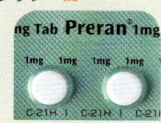

後発品 トランドラプリル、トラントーワ、プレドリック

■ ペリンドプリルエルブミン

コバシル 錠

後発品 ペリンドプリル、コバスロー、ペリンシール

主な薬剤

降圧薬

〔アンジオテンシンⅡ受容体拮抗薬（ARB）〕

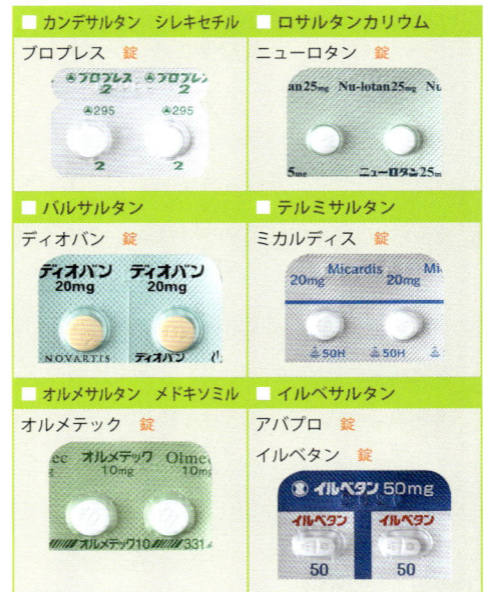

■ カンデサルタン シレキセチル

プロプレス 錠

■ ロサルタンカリウム

ニューロタン 錠

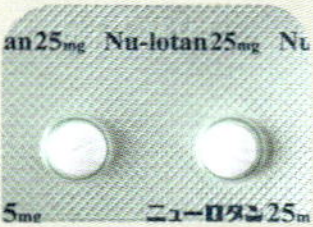

■ バルサルタン

ディオバン 錠

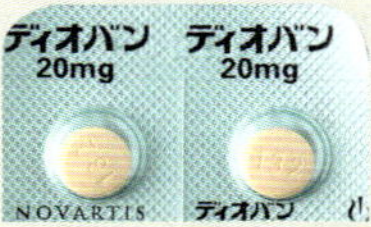

■ テルミサルタン

ミカルディス 錠

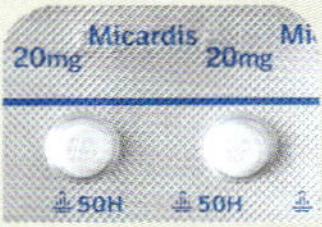

■ オルメサルタン メドキソミル

オルメテック 錠

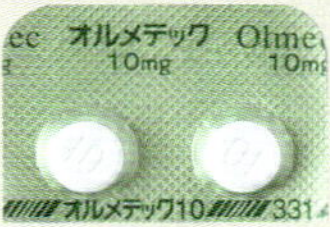

■ イルベサルタン

アバプロ 錠
イルベタン 錠

〔ARB・利尿薬配合薬〕

■ ロサルタンカリウム・ヒドロクロロチアジド

プレミネント 配合錠

■ カンデサルタン シレキセチル・ヒドロクロロチアジド

エカード　LD錠/HD錠

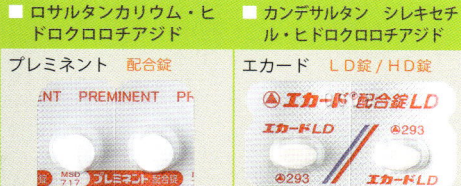

■ バルサルタン・ヒドロクロロチアジド

コディオ
MD配合錠/EX配合錠

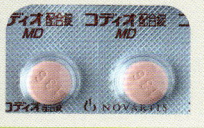

■ テルミサルタン・ヒドロクロロチアジド

ミコンビ
AP配合錠/BP配合錠

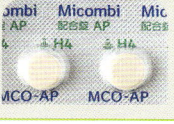

〔ARB・Ca拮抗薬配合薬〕

■ バルサルタン・アムロジピンベシル酸塩

エックスフォージ　配合錠

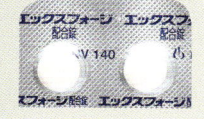

■ オメルサルタン・メドキソミル・アゼルニジピン

レザルタス
配合錠HD/配合錠LD

主な薬剤

降圧薬

■ カンデサルタンシレキセル・　■ テルミサルタン・アムロ
　アムロジピンベシル酸塩　　　　ジピンベシル酸塩

ユニシア　　　　　　　　　　　ミカムロ　配合錠 AP
配合錠 HD/ 配合錠 LD

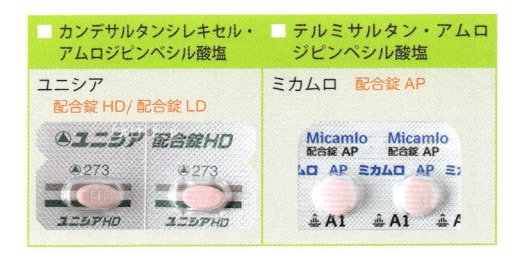

〔直接的レニン阻害薬〕

■ アリスキレンフマル酸塩

ラジレス　錠

〔選択的アルドステロン拮抗薬〕

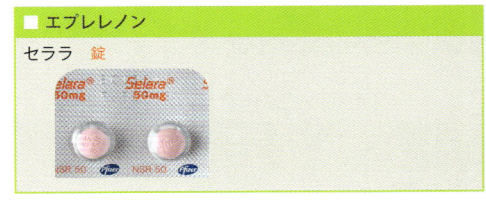

■ エプレレノン

セララ　錠

〔交感神経抑制薬−α遮断薬〕

■ ドキサゾシンメシル酸塩

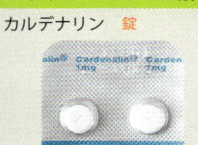

カルデナリン 錠

(後発品) アルフロシン、カズマリン、カデメシン、カルドナン、カルバドゲン、カルメゾシン、タツゾシン、ドキサゾシン、ドキサゾシンM、ドキサゾン、ドナシン

〔交感神経抑制薬−中枢性α_2アゴニスト〕

■ メチルドパ水和物

アルドメット 錠

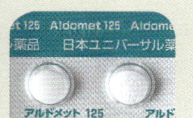

(後発品) メチルドパ、ドパマイド、ニチドーパ、ユープレスドパ

Memo

主な薬剤

降圧薬

利尿薬

■ サイアザイド系利尿薬

■ トリクロルメチアジド

フルイトラン 錠

後発品 トリクロルメチアジド、アニスタジン、ウルソトラン、クバクロン、クロポリジン、トリスメン、フルトリア

■ サイアザイド系類似薬

■ インダパミド

ナトリックス 錠

後発品 テナキシル

■ ループ利尿薬

■ フロセミド

オイテンシン カプセル

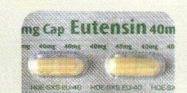

ラシックス 錠/細粒/注

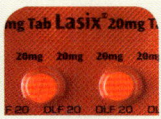

後発品 フロセミド、マオリード、ロープストン

■ アゾセミド

ダイアート 錠

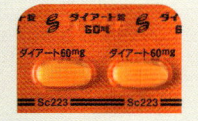

■ トラセミド

ルプラック 錠

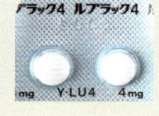

後発品 アゾセリック、ダイタリック

■ カリウム保持性利尿薬

■ スピロノラクトン

アルダクトンA 錠/細粒

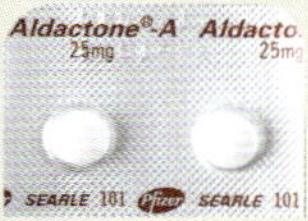

後発品 スピロノラクトン、ピロラクトン、メルラクトン、アポラスノン、ウルソニン、スピラクトン、ノイダブル、マカシーA、ヨウラクトン、ラクデーン、ラッカルミン

主な薬剤

利尿薬

脂質異常症治療薬

■ HMG-CoA 還元酵素阻害薬

■ プラバスタチンナトリウム

メバロチン　錠/細粒

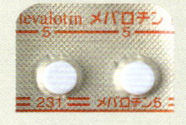

後発品 プラバスタチンNa、プラバスタチンNa塩、プロバチン、プラバスタチンナトリウム、アルセチン、コレリット、タツプラミン、プラバスタン、プラバチン、プラバピーク、プラバメイト、プラバロン、プラメバン、マイバスタン、メバトルテ、メバリッチ、メバリリン、メバレクト、メバン、リダックM

■ シンバスタチン

リポバス　錠

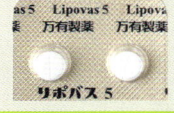

後発品 シンバスタチン、リポアウト、シンスタチン、ラミアン、リポオフ、リポコバン、リポザート、リポダウン、リポバトール、リポブロック、リポラM

■ フルバスタチンナトリウム

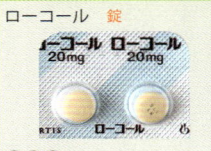

ローコール　錠

後発品 フルバスタチン

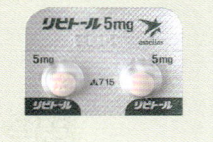

■ アトルバスタチンカルシウム水和物

リピトール　錠

■ ピタバスタチンカルシウム

リバロ 錠

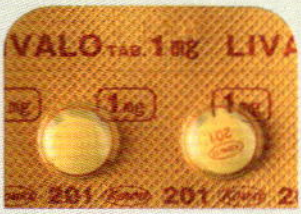

■ ロスバスタチンカルシウム

クレストール 錠

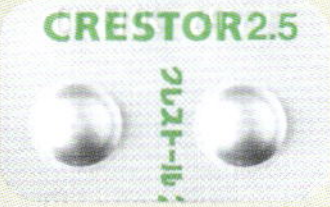

■ フィブラート系薬剤（CPIB）

■ ベザフィブラート

ベザトールSR 錠　　　ベザリップ 錠

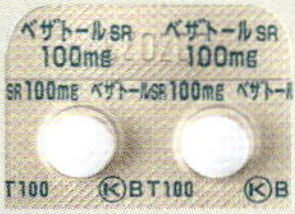

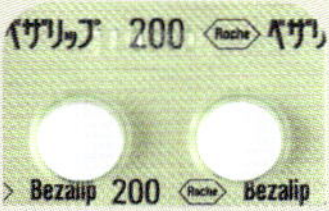

後発品 ベザフィブレートS、アニベソールS、ベザスターSR、ベザテートSR、ベザフィブラートSR、ベザレックスSR、ベスタリットL、ミデナール

■ フェノフィブラート

トライコア 微粉化カプセル　　リピディル 微粉化カプセル

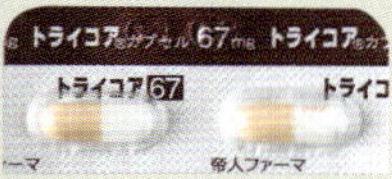

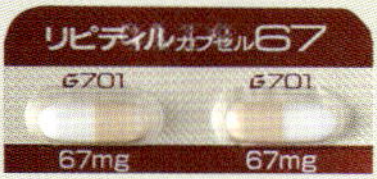

後発品 フェノフィブラート「KTB」

■ 小腸コレステロールトランスポータ阻害薬

■ エゼチミブ

ゼチーア 錠

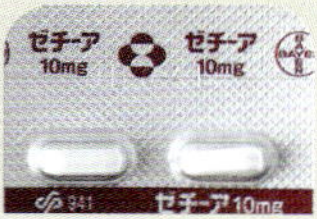

主な薬剤

脂質異常症治療薬

▶ 糖尿病治療薬

〔インスリン製剤〕

■ 超速効型インスリン（混合含む）

■ インスリン リスプロ（遺伝子組換え）

ヒューマログ
注 / 注カート・ミリオペン

■ インスリン アスパルト（遺伝子組換え）

ノボラピッド 注 / 注ペンフィル・注イノレット・フレックスペン

■ インスリン グルリジン（遺伝子組換え）

アピドラ 注 / 注カート・ソロスター

■ 速効型インスリン

■ 中性インスリン注射液

ノボリンR
注 / 注フレックスペン

イノレットR 注

■ インスリン注射液

ヒューマリンR
注 / 注カート / キット

■ 中間型インスリン

■ イソフェンインスリン水性懸濁注射液

イノレットN 注
ノボリンN
注 / 注フレックスペン
ヒューマリンN
注 / 注カート・キット

■ インスリン リスプロ（遺伝子組換え）

ヒューマログN
注カート・ミリオペン

■ 混合型インスリン

■ 生合成ヒト二相性イソフェンインスリン水性懸濁注射液

イノレット 30R，40R，50R　注

ノボリン 30R，40R，50R　注フレックスペン / 注（30R のみ）

ヒューマリン 3/7　注 / 注カート・キット

■ 二相性プロタミン結晶性インスリンアナログ水性懸濁注射液〔インスリン　アスパルト（遺伝子組換え）〕

ノボラピッド 30，50，70 ミックス
注ペンフィル（30 ミックスのみ）/ 注フレックスペン

■ インスリン　リスプロ（遺伝子組換え）

ヒューマログミックス 25・50　注カート・ミリオペン

■ 持効型溶解インスリンアナログ製剤

■ インスリン　グラルギン（遺伝子組換え）

ランタス　注 / 注カート・オプチクリック・ソロスター

■ インスリン　デテミル（遺伝子組換え）

レベミル　注ペンフィル・イノレット・フレックスペン

〔GLP-1 受容体作動薬〕

■ ヒト GLP-1 アナログ注射液

■ リラグルチド（遺伝子組換え）

ビクトーザ　皮下注

■ エキセナチド

バイエッタ　皮下注

〔経口血糖降下薬〕

■ スルホニルウレア系（SU剤）

■ トルブタミド

ブタマイド 錠　　　後発品 トルブタミド

ヘキストラスチノン　錠/散

■ クロルプロパミド

アベマイド　錠

■ アセトヘキサミド

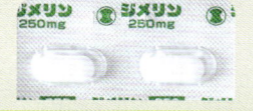

ジメリン　錠

■ グリクロピラミド

デアメリンS　錠

■ グリベンクラミド

オイグルコン　錠　　　ダオニール　錠

後発品 グリベンクラミド、パミルコン、オペアミン、グリピナート、セオグルミン、ダムゼール、プラトゲン、ベンクラート、マーグレイド

◻ グリクラジド

グリミクロン　HA錠/錠

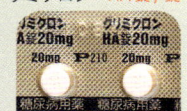

後発品 グリクラジド、クラウナート、グリミラン、グルタミール、ダイアグリコ、ルイメニア

◻ グリメピリド

アマリール　錠

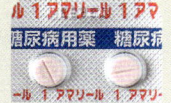

後発品 グリメピリド、グリメピリド OD

■ ビグアナイド系

◻ ブホルミン塩酸塩

ジベトス　錠　　　　　　**後発品** ジベトン S

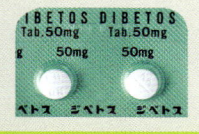

◻ メトホルミン塩酸塩

グリコラン　錠　　　　　メルビン　錠

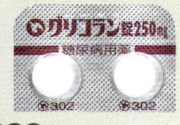

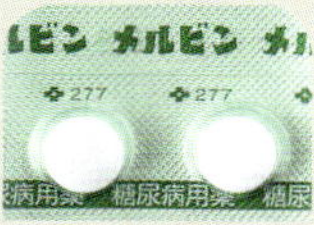

後発品 メデット、メトホルミン塩酸塩、ネルビス、メトリオン

メトグルコ　錠

主な薬剤

糖尿病治療薬

■ チアゾリジン系

■ ピオグリタゾン塩酸塩

アクトス 錠・OD錠

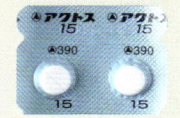

後発品 ピオグリタゾン、ピオグリタゾン OD

■ αグルコシダーゼ阻害薬

■ アカルボース

グルコバイ 錠・OD錠

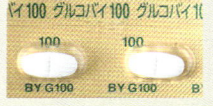

後発品 アカルボース、アカルボース OD

■ ボグリボース

ベイスン 錠・OD錠

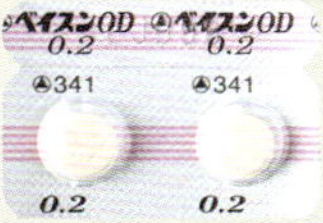

後発品 ボグリボース、ベイスロース、ベグリラート、ベスタミオン、ベルデリール、ベロム、ボグリボース OD、ベグリラート OD

■ ミグリトール

セイブル 錠

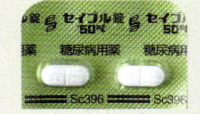

■ 速効型インスリン分泌促進薬

■ ナテグリニド

スターシス 錠

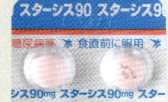

ファスティック 錠

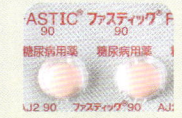

■ ミチグリニドカルシウム水和物

グルファスト 錠

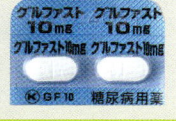

■ レパグリニド

シュアポスト 錠

■ DPP-4阻害薬

■ シタグリプチンリン酸塩水和物

グラクティブ 錠

ジャヌビア 錠

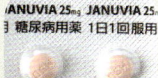

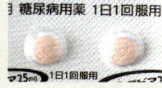

主な薬剤

糖尿病治療薬

■ アログリプチン安息香酸塩	■ ビルダグリプチン
ネシーナ 錠	エクア 錠

■ リナグリプチン
トラゼンタ 錠

〔配合錠〕

■ 速効型インスリン分泌促進薬＋αグルコシダーゼ阻害薬
■ ミチグリニドカルシウム水和物・ボグリボース
グルベス 配合錠

■ チアゾリジン系＋ビグアナイド系
■ ピオグリタゾン塩酸塩・メトホルミン塩酸塩
メタクト　LD錠/HD錠

■ チアゾリジン系＋スルホニルウレア系（SU剤）
■ ピオグリタゾン塩酸塩・グリメピリド
ソニアス　LD錠/HD錠

■ DPP-4阻害薬＋チアゾリジン系
■ アログリプチン安息香酸塩・ピオグリタゾン塩酸塩
リオベル 錠

〔糖尿病性末梢神経障害治療薬〕

■ エパルレスタット

キネダック　錠

後発品 エパルレスタット、キネックス、エパタット、エパルドース、キナルドース、キネアドール、キネグルコ、キネスタット、キネルダー、キャルマック、サイロフト、ジアベプチー、パレルタック、モネダックス

■ プレガバリン

リリカ　カプセル

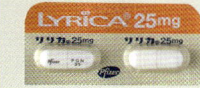

Memo

主な薬剤

糖尿病治療薬

痛風・高尿酸血症治療薬

■ 尿酸生成阻害薬

■ アロプリノール

ザイロリック 錠　　　**リボール** 錠/細粒

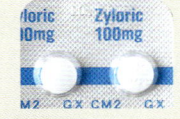

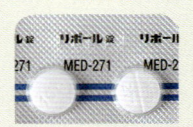

(後)(発)(品) アロシトール、アロプリノール、サロベール、アイデイト、アノプロリン、アリスメット、アロチーム、アロリン、アンジーフ、ケトブン、タカナルミン、ノイファン、プロデック、マサトン、ミニプラノール、ユーリック

■ 尿酸排泄促進薬

■ ベンズブロマロン

ユリノーム 錠

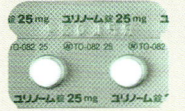

ムイロジン 細粒

(後)(発)(品) ウロリーブ、ガウトマロン、キランガ、トレビアノーム、ナーカリシン、プロマノーム、ベンズマロン

■ プロベネシド

ベネシッド 錠

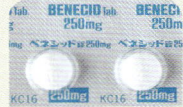

88　すぐ調　腎・透析

抗狭心症薬

■ 硝酸薬

□ ニトログリセリン

ニトログリセリン　舌下錠	
ニトロペン　舌下錠	
ミオコールスプレー　エアゾル	
バソレーター　注 ミリスロール　注	後発品 ミオコール、ニトログリセリン「HK」
ミリスロール　冠動注用	
ニトロダーム TTS　貼付剤 ミリステープ　貼付剤 バソレーターテープ　貼付剤	後発品 ジドレン、ミニトロ、メディトランス

■ 硝酸イソソルビド

ニトロール　錠/Rカプセル/注/バッグ/シリンジ　フランドル　錠

カリアント　SRカプセル

後発品 サークレス、硝酸イソソルビド、イソコロナールR、L-オーネスゲン、サワドールL、ジアセラL、リファタックL

アンタップ　テープ剤 フランドル テープ　テープ剤/テープ剤	後発品 硝酸イソソルビド、リファタック、アパティア、イソビット、サワドール、ニトラス
ニトロール スプレー　スプレー	

主な薬剤

痛風・高尿酸血症治療薬／抗狭心症薬

89

■ カリウムチャネル開口薬

■ ニコランジル

シグマート 錠	後発品 シルビノール、ニコランジス、ニコランタ、ニコランマート、ニトルビン
シグマート 注	後発品 ニコランジル

■ その他の冠拡張薬

■ ジピリダモール

アンギナール 錠/散   ペルサンチン 錠/注

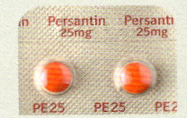

後発品 ジピリダモール、アジリース、グリオスチン、コロナモール、サンペル、シフノス、トーモル、ニチリダモール、パムゼン、ピロアン、ペルチスタン、ペルミルチン、ヨウリダモール

ペルサンチン-L カプセル

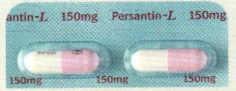

■ ジラゼプ塩酸塩水和物

コメリアン 錠	後発品 ジラゼプ塩酸塩、コロンメン、スプラン、スミドルミン、タンタリック、トルクシール

抗血栓薬

■ エリスロポエチン製剤

□ エポエチン　アルファ（遺伝子組換え）
エスポー　注/シリンジ　　(後)(発品) エポエチンアルファBS

エスポー皮下用　注/シリンジ

□ エスポリチン　ベータ（遺伝子組換え）
エポジン　注アンプル/注シリンジ

□ ダルベポエチン　アルファ（遺伝子組換え）
ネスプ　静シリンジ/注シリンジ

□ エスポエチン　ベータ　ペゴル（遺伝子組換え）
ミルセラ　注シリンジ

■ 抗血小板薬

□ アスピリン
バイアスピリン　腸溶錠　　(後)(発品) アスピリン、アスピリン腸溶、ゼンアスピリン、ニチアスピリン

主な薬剤

抗狭心症薬／抗血栓薬

■ チクロピジン塩酸塩

パナルジン 錠/細粒

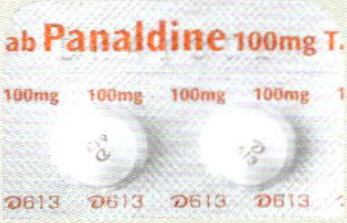

後発品 チクロピロン、チクロピジン塩酸塩、ジルベンダー、ソーバー、ソロゾリン、ニチステート、パチュナ、パナピジン、パラクロジン、ピエテネール、ヒシミドン、ビーチロン、ファルロジン、マイトジン

■ 硫酸クロピドグレル

プラビックス 錠

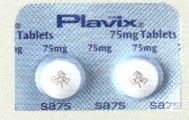

■ シロスタゾール

プレタール 錠・OD錠/散

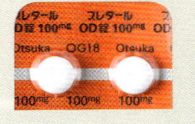

後発品 アイタント、エクバール、エジェンヌ、グロント、コートリズム、シロシナミン、シロスタゾール、シロスタゾールNP、シロステート、ファンテゾール、プラテミール、プレタール、プレトモール、プレスタゾール、フレニード、プレラジン、ホルダゾール、ラノミン

シロスレット 内服ゼリー

■ サルポグレラート塩酸塩

アンプラーグ 錠/細粒

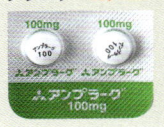

後発品 サルポグレラート塩酸塩

■ベラプロストナトリウム

ドルナー 錠

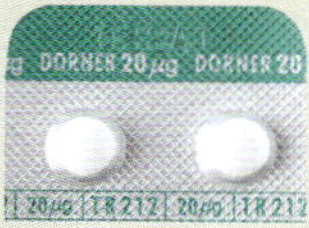

プロサイリン 錠

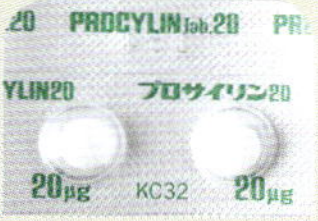

(後発品) セナプロスト、ドルナリン、プロスタリン、プロスナー、プロドナー、プロルナー、ベストルナー、ベラストリン、ベラドルリン、ベルナール、ベルラー、ベラプロストナトリウム

■イコサペント酸エチル

エパデール
カプセル / Sカプセル

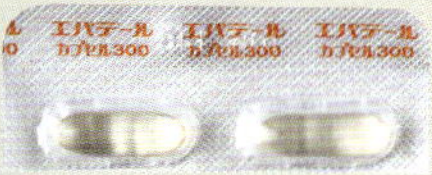

ソルミラン　顆粒状カプセル

(後発品) イコサペント酸エチル、アテロパン、アンサチュール、イコペント、エパキャップソフト、エパフィール、エパラ、エパロース、エパンド、エメラドール、クレスエパ、シスレコン、ナサチーム、ノンソル、メタパス、メルブラール、ヤトリップ

主な薬剤

抗血栓薬

Memo

ビタミン製剤

■ ビタミンD製剤

■ アルファカルシドール

アルファロール
散 / カプセル / 内服液

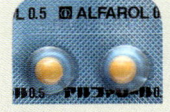

ワンアルファ
錠 / 内用液

後発品 カルフィーナ、アルカドール、アルシオドール、アルファスリー、アロートール、エルシボン、カルシタミン、カルファリード、ディーアルファ、トヨファロール、ビタミロアルファ、プラチビット、ポロセープ、リモデリン、ワークミン、アルファカルシドール

■ カルシトリオール

ロカルトロール カプセル

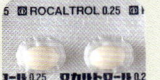

後発品 アルカルロール、オタノール、カルシオロール、カルシタロール、カルデミン、カルトール、カルミサール、チコカロール、トルシトリン、ヒポテリオール、リストール、ロカルシトール

ロカルトロール 注

■ マキサカルシトール

オキサロール 注

電解質製剤

■ 血清カリウム抑制剤

□ ポリスチレンスルホン酸カルシウム

カリメート　散/ドライシロップ　　後 発 品　エクスメート、カリエード、カリエードプラス、カリセラム、ポスカール、ミタピラリン
アーガメイトゼリー　ゼリー

□ ポリスチレンスルホン酸ナトリウム

ケイキサレート　　　　　　　　　後 発 品　カリセラム－Na
末/ドライシロップ

■ 高リン血症治療薬

□ 沈降炭酸カルシウム

カルタン　錠/OD錠/細粒　　　　後 発 品　カルタレチン、沈降炭酸カルシウム

□ セベラマー塩酸塩

フォスブロック　錠　　　　　　レナジェル　錠

□ 炭酸ランタン水和物

ホスレノール　チュアブル錠

主な薬剤

ビタミン製剤／電解質製剤

▶ 副腎皮質ホルモン製剤

■ コルチゾン、ヒドロコルチゾン類
■ ヒドロコルチゾン

コートリル　錠

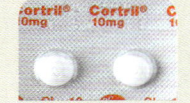

■ プレドニゾン、プレドニゾロン類
■ プレドニゾロン

プレドニゾロン　錠/散

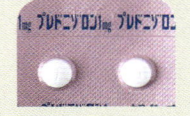

プレドニン　錠

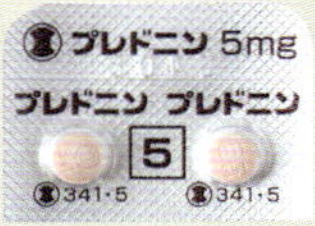

後発品 プレドニゾロン、プレロン

プレドハン　錠

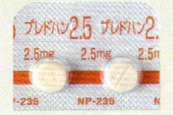

■ メチルプレドニゾロン類
■ メチルプレドニゾロンコハク酸エステルナトリウム

ソル・メドロール　静注用　　**後発品** ソル・メルコート、デカコート、プリドール

デキサメタゾン類

デキサメタゾン

デカドロン 錠/エリキシル　**後発品** デキサメサゾン、デキサメサゾンエリキシル

Memo

主な薬剤

副腎皮質ホルモン製剤

免疫抑制剤

■ シクロスポリン

| サンディミュン | カプセル / 内用液 / 点滴静注用 |

| ネオーラル | 後発品 シクロスポリン、アマドラ、シクポラール |
| カプセル / 内用液 | |

■ アザチオプリン

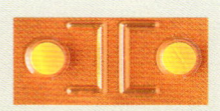

| アザニン 錠 | イムラン 錠 |

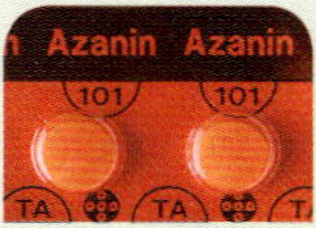

■ ミゾリビン

| ブレディニン 錠 | 後発品 ミゾビリン |

■ タクロリムス水和物

| プログラフ | 注 / カプセル / 顆粒 |

| グラセプター | カプセル |

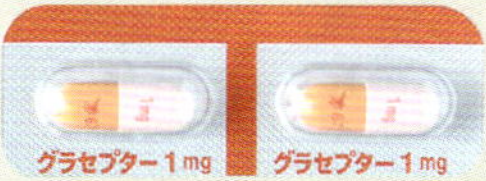

■ ミコフェノール酸モフェチル

| セルセプト | カプセル |

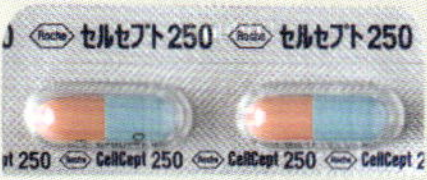

■ シクロホスファミド

エンドキサン 錠/注

Memo

主な薬剤

免疫抑制剤

昇圧薬

■ 非カテコールアミン系昇圧薬

■ ミドドリン塩酸塩

メトリジン 錠 / D錠

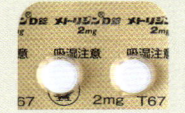

後発品 メトドリン、アバルナート、シュプレース、ナチルジン

■ その他の昇圧薬

■ アメジニウムメチル硫酸塩

リズミック 錠

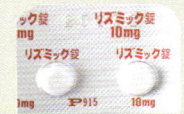

後発品 アコミック、アメジン、アメジール、イピノテック、オフビット、ダイアリード、パルセキオン、メトロック、リズマイル、リズミラート、リズメリック

■ エチレフリン塩酸塩

エホチール 錠 / 注

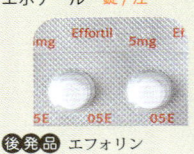

後発品 エフォリン

■ ドロキシドパ

ドプス カプセル / 細粒

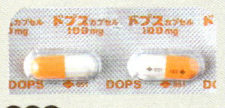

後発品 ドロキシドパ

その他の治療薬

■ 二次性副甲状腺機能亢進症治療薬

■ シナカルセト塩酸塩

レグパラ 錠

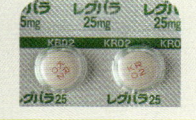

■ 尿毒症治療薬

■ 球形吸着炭

クレメジン カプセル / 細粒　　後発品 球形吸着炭、キューカル

■ 経口瘙痒症改善薬

■ ナルフラフィン塩酸塩

レミッチ カプセル

灌流用剤

■ 腹膜透析液

■〔合剤〕ダイアニール
ダイアニール PD-2　4.25液
ダイアニール-N PD-2　1.5液/2.5液
ダイアニール PD-4　4.25液
ダイアニール-N PD-4　1.5液/2.5液
後 発品 ステイセーフ CAPD、ステイセーフバランス、スリープセーフ

■〔合剤〕ミッドペリック
ミッドペリック　135液/250液/400液
ミッドペリック L　135液/250液/400液

■〔合剤〕ペリセート
ペリセート 360　360 N液
ペリセート 400　400 N液
ペリセート 460　460液

ペリセート 360LCa　360NL液
ペリセート 400LCa　400NL液

■〔合剤〕エクストラニール
エクストラニール　液

略 語

略 語

ABI	足関節・上腕血圧比 ankle-brachial pressure index	
ACE阻害薬	アンジオテンシン変換酵素阻害薬 angiotensin converting enzyme inhibitor	
ADL	日常生活動作 activities of daily living	
AG	アニオンギャップ anion gap	
AKI	急性腎障害 acute kidney injury	
Alb	アルブミン albumin	
ALP	アルカリホスファターゼ alkaline phosphatase	
ANCA	抗好中球細胞質抗体 anti-neutrophil cytoplasmic antibody	
ANP	心房性利尿ペプチド atrial natriuretic peptide	
APD	自動腹膜透析 automated peritoneal dialysis	
ARB	アンジオテンシンⅡ受容体拮抗薬 angiotensin Ⅱ type1 receptor blocker	
ARF	急性腎不全 acute renal failure	

略語	日本語 / 英語
ASO	閉塞性動脈硬化（症） arteriosclerosis obliterans 抗ストレプトリジン O antistreptolysin O
ATP	アデノシン三リン酸 adenosine triphosphate
A-V shunt	動静脈シャント、A-V シャント arteriovenous shunt
BMI	体格指数 body mass index
BNP	脳性ナトリウム利尿ペプチド brain natriuretic peptide
BUN	血液尿素窒素 blood urea nitrogen
C-ANCA	細胞質型抗好中球細胞質抗体 cytoplasmic ANCA
CAPD	連続（持続）携帯式腹膜透析 continuous ambulatory peritoneal dialysis
CAVH	持続性動静脈血液濾過 continuous arteriovenous hemofiltration
CCPD	連続（持続）性周期的腹膜透析 continuous cyclic peritoneal dialysis
Ccr	クレアチニンクリアランス creatinine clearance
CHDF	持続血液透析濾過、持続的血液濾過透析 continuous hemodiafiltration
CHF	うっ血（性）心不全 congestive heart failure

略語	日本語	英語
CKD	慢性腎臓病	chronic kidney disease
Cr	クレアチニン	creatinine
CRF	慢性腎不全	chronic renal failure
CRP	C反応性蛋白	C-reactive protein
CSII	インスリン皮下持続注入療法	continuous subcutaneous insulin infusion
CT	コンピュータ断層撮影、コンピュータトモグラフィ	computed tomography, computerized tomography
CVA	脳血管障害、脳血管発作	cerebrovascular accident, cerebral vascular accident
CVD	心(臓)血管疾患	cardiovascular disease
DIC	播種性血管内(血液)凝固	disseminated intravascular coagulation
DIP	点滴(静注)腎盂造影	drip infusion pyelography
DM	糖尿病	diabetes mellitus
DSA	デジタルサブトラクション血管造影(撮影)	digital subtraction angiography
DW	乾燥体重、ドライウェイト	dry weight
ECUM	体外限外濾過法、イーカム	extracorporeal ultrafiltration method

ED	勃起障害	
	erectile dysfunction	
eGFR	推定糸球体濾過量	
	estimated glomerular filtration rate	
EP(O)	エリスロポエチン	
	erythropoietin	
EPS	被囊性腹膜硬化症	
	encapsulating peritoneal sclerosis	
ESR	赤血球沈降速度、赤沈	
	erythrocyte sedimentation rate	
FE$_{Na}$	Na 排出分画(=排泄率)	
	fractional excretion of sodium	
FGS	巣状糸球体硬化症	
	focal glomerular sclerosis	
FSGS	巣状分節糸球体硬化	
	focal segmental glomerulosclerosis	
GA	グリコアルブミン	
	glycoalbumin	
GFR	糸球体濾過量(値)	
	glomerular filtration rate	
HA	血液吸着療法	
	hemoadsorption	
hANP/HANP	ヒト心房性ナトリウム利尿ペプチド	
	human atrial natriuretic peptide	
HbA1$_C$	ヘモグロビン A1$_C$	
	hemoglobin A1$_c$	

略語

HBV	B型肝炎ウイルス	
	hepatitis B virus	
HCV	C型肝炎ウイルス	
	hepatitis C virus	
HD	血液透析	
	hemodialysis	
HDF	血液透析濾過、血液濾過透析	
	hemodiafiltration	
HDL	高比重リポ蛋白	
	high-density lipoprotein	
HF	血液濾過法	
	hemofiltration	
HIV	ヒト免疫不全ウイルス、エイズウイルス	
	human immunodeficiency virus	
Ht	ヘマトクリット値	
	hematocrit	
IDDM	インスリン依存(型)糖尿病	
	insulin dependent diabetes mellitus	
IgA 腎症	アイジーエー腎症	
	IgA nephropathy/ nephritis	
IPD	間歇的腹膜透析	
	intermittent peritoneal dialysis	
IVC	下大静脈	
	inferior vena cava	
IVP	静脈(性)腎盂像、腎盂造影(撮影)	
	intravenous pyelogram, intravenous pyelography	
KUB	腎・尿管・膀胱単純X線撮影	
	kidney ureter bladder	

LDL	低比重リポ蛋白	
	low-density lipoprotein	
MBD	骨ミネラル代謝異常	
	mineral and bone disorder	
MCNS	微小変化型ネフローゼ症候群	
	minimal change nephrotic syndrome	
MN	膜性腎症	
	membranous nephropathy	
MODY	若年性成人発症糖尿病	
	maturity-onset diabetes of youth	
MPGN	膜性増殖性腎炎	
	membranoproliferative glomerulonephritis	
MRA	磁気共鳴血管造影法、MR アンギオグラフィ	
	magnetic resonance angiography, MR angiography	
MRSA	メチシリン耐性黄色ブドウ球菌	
	methicillin resistant *Staphylococcus aureus*	
NIDDM	インスリン非依存（型）糖尿病	
	non-insulin dependent diabetes mellitus	
NPD	夜間腹膜透析	
	nightly peritoneal dailysis	
NSF	腎性全身性線維症	
	nephrogenic systemic fibrosis	
OGTT	経口ブドウ糖負荷試験	
	oral glucose tolerance test	
PA	血漿吸着法	
	plasma adsorption	
p-ANCA	核周囲型抗好中球細胞質抗体	
	perinuclear ANCA	

略語

PCR	蛋白異化率	
	protein catabolic rate	
PD	腹膜透析、腹膜灌流(法)	
	peritoneal dialysis	
PE	血漿交換	
	plasma exchange	
PEIT	経皮的エタノール注入療法	
	percutaneous ethanol injection therapy	
PET	腹膜平衡試験	
	peritoneal equilibration test	
PKD	多発性嚢胞腎(疾患)	
	polycystic kidney disease	
PPI	プロトンポンプインヒビター	
	proton pump inhibitor	
PSAGN	溶連菌感染後急性糸球体腎炎	
	poststreptococcal acute glomerulonephritis	
PTA	経皮経管的血管形成術	
	percutaneous transluminal angioplasty	
PTH	副甲状腺ホルモン(上皮小体ホルモン)	
	parathyroid hormone	
QOL	生活の質	
	quality of life	
RA	関節リウマチ	
	rheumatoid arthritis	
RBF	腎血流量	
	renal blood flow	
ROD	腎性骨異栄養症	
	renal osteodystrophy	

RPGN	急速進行性糸球体腎炎	
	rapidly progressive glomerulonephritis	
SLE	全身性エリテマトーデス	
	systemic lupus erythematosus	
SMBG	血糖自己測定	
	self monitoring of blood glucose	
TUV	全尿（24時間尿）	
	total urine volume	
UN	尿素窒素	
	urea nitrogen	

略語

薬剤索引

欧文	
CPIB	79
L-オーネスゲン	89

あ

アーガメイトゼリー	95
アーチスト	70
アーチワン	70
アイタント	92
アイデイト	88
アイデイトロール	69
アカルボース、OD	84
アクトス	84
アコミック	100
アザチオプリン	98
アザニン	98
アジリース	90
アストニール	70
アスピリン、腸溶	91
アセメール	70
アセトヘキサミド	82
アゼルニジピン	68
アゾセミド	77
アゾセリック	77
アタナール	66
アダラート	66
アテネミール	69
アテネラート・L	66
アテノート	70
アテノリズム	69
アテノロール	69
アテレック	67
アテロパン	93
アナシロール	70
アニスタジン	76
アニスト	70
アニベソールS	79
アノプロリン	88
アパティア	89
アバプロ	72
アバルナート	100
アビドラ	80
アプロバン	67
アベマイド	82
アポジピン・L	67
アボラスノン	77
アマドラ	98
アマリール	83
アムロジピン	68
アムロジピン OD、フィルム	68
アムロジピン内用ゼリー	68
アムロジピンベシル酸塩	68
アムロジン	68
アメジール	100
アメニジウムメチル硫酸塩	100
アメジニン	100
アリスキレンフマル酸塩	74
アリスメット	88
アルカドール	94
アルカルロール	94
アルシオドール	94
アルセチン	78
アルセノール	69
アルダクトンA	77
アルドメット	75

アルファカルシドール	94	インスリン グルリジン	80
アルファスリー	94	インスリン注射液	80
アルファロール	94	インスリン デテミル	81
アルフロシン	75	インスリン リスプロ	80,81
アルマール	70	インダパミド	76
アルマイラー	69		
アロートール	94	う	
アログリプチン安息香酸塩	88	ウェルビー	70
アロシトール	88	ウルソトラン	76
アロチーム	88	ウルソニン	77
アロチノイル	70	ウロリープ	88
アロチノロール塩酸塩	70		
アロチノン	70	え	
アロプリノール	87	エカード	73
アロリン	87	エキセナチド	81
アンギナール	90	エクア	86
アンサチュール	93	エクストラニール	102
アンジーフ	87	エクスメート	95
アンタップ	89	エクバール	92
アンプラーグ	92	エジェンヌ	92
		エスポー	91
い		エスポー皮下用	91
イコサペント酸エチル	93	エスポエチン ベータ ペゴル	91
イコペント	93	エスポリチン	91
イセジピール	67	エゼミブプ	79
イソコロナール R	89	エチレフリン塩酸塩	100
イソピット	89	エックスフォージ	73
イソフェンインスリン水性懸濁注射液	80	エナラート	71
イノレット 30R、40R、50R	81	エナラプリル	71
イノレット N、R	80	エナラプリル M	71
イピノテック	100	エナラプリルマレイン酸塩	71
イミダプリル塩酸塩	71	エナリン	71
イムラン	98	エパキャップソフト	93
イルベサルタン	72	エパタット	87
イルベタン	72	エパデール	93
インデラル	69	エパフィール	93
インスリン アスパルト	80	エパラ	93
インスリン グラルギン	81	エパルドース	88

薬剤索引

113

エパルレスタット	88	カリメート	95
エパロース	93	カルシオロール	94
エバンド	93	カルシタミン	94
エフォリン	100	カルシタロール	94
エプレレノン	74	カルシトリオール	94
エポエチンアルファ、BS	91	カルタレチン	95
エボジン	91	カルタン	95
エホチール	100	カルデナリン	75
エホニジピン塩酸塩エタノール付加物	67	カルデミン	94
エマベリン	66	カルトール	94
エメラドール	93	カルドナン	75
エルシボン	94	カルヌート	71
塩酸アロチノロール	70	カルバドゲン	75
塩酸ジルチアゼム	68	カルファリード	94
塩酸ベニジピン	67	カルフィーナ	94
エンドキサン	99	カルブロック	68
		カルベジロール	70
お		カルミサール	94
オイグルコン	82	カルメゾシン	75
オイテンシン	77	カンデサルタン シレキセチル	72
オキサロール	94		
オタノール	94	き	
オドリック	71	キサラートL	66
オフビット	100	キナルドース	87
オペアミン	82	キネアドール	87
オルメサルタン メドキソミル	72	キネグルコ	87
オルメテック	72	キネスタット	87
		キネダック	87
か		キネックス	87
ガウトマロン	88	キネルダー	87
カサンミル・S	66	キャルマック	87
カズマリン	75	キューカル	101
カテノミン	69	球形吸着炭	101
カデメシン	75	キランガ	88
カリアント	89		
カリエード	95	く	
カリエードプラス	95	クシセミン	69
カリセラム、-Na	95	クバクロン	76

クラウナート	83
グラクティブ	85
グラセプター	98
グリオスチン	90
グリクラジド	83
グリクロピラミド	82
グリコラン	83
グリピナート	82
グリベンクラミド	82
グリミクロン	83
グリミラン	83
グリメピリド、OD	83
グルコバイ	84
グルタミール	83
グルファスト	85
グルベス	86
クレスエパ	93
クレストール	79
クレメジン	101
クロポリジン	76
クロルプロパミド	82
グロント	92

け

ケイキサレート	95
ケトブン	88
ケパクル L	66

こ

コートリズム	92
コートリル	96
コーレン	68
コディオ	73
コニール	67
コニプロス	67
コバシル	71
コバスロー	71
コバラート L	66

コポネント	67
コメリアン	90
コリネール L・CR	66
コレリット	78
コロナモール	90
コロヘルサー・R	68
コロンメン	90

さ

サークレス	89
サイロフト	87
ザイロリック	88
ザクール	71
サリペックス、・LA	67
サルポグレラート塩酸塩	92
サロベール	88
サワタール	69
サワドール	89
サワドール L	89
サンディミュン	98
サンベル	90

し

ジアセラ L	89
ジアベバチー	87
シオペルミン L	66
シクポラール	98
シグマート	90
シクロスポリン	98
シクロホスファミド	99
シスレコン	93
シタグリプチンリン酸塩水和物	85
ジドレン	89
シナカルセト塩酸塩	101
シナロング	67
ジピリダモール	90
シブセロン	69
シフノス	90

115

ジベトス	83		ゼチーア	79
ジベトン S	83		セナプロスト	93
ジメリン	82		セパミット	66
ジャヌビア	85		セベラマー塩酸塩	95
シュアポスト	85		セララ	74
シュプレース	100		セリース	71
硝酸イソソルビド	89		セルセプト	98
ジラゼプ塩酸塩（水和物）	90		セレクナート	69
ジルチアゼム塩酸塩	68		セレスナット	68
シルニジピン	67		セロケン	69
シルビノール	90		ゼンアスピリン	91
ジルベンダー	92			
シロシナミン	92		**そ**	
シロスタゾール、NP	92		ソーパー	92
シロステート	92		ソニアス	86
シロスレット	92		ソラシロール	69
シンスタチン	78		ソル・メドロール	96
シンバスタチン	78		ソル・メルコート	96
シンベノン	71		ソルミラン	93
			ソロゾリン	92
す				
スターシス	85		**た**	
ステイセーフ CAPD	102		ダイアート	77
ステイセーフバランス	102		ダイアグリコ	83
スパシオール	71		ダイアニール -N PD-2	102
スピラクトン	77		ダイアニール -N PD-4	102
スピロノラクトン	77		ダイアニール PD-2	102
スプラン	90		ダイアニール PD-4	102
スミドルミン	90		ダイアリード	100
スリープセーフ	102		ダイタリック	77
			ダオニール	82
せ			タカナルミン	88
セイブル	84		タクロリムス水和物	98
セープテンス	69		タツゾシン	75
セーラジール	69		タツプラミン	78
セオノマール	70		タナトリル	71
ゼグミューラー	69		ダムゼール	82
セオグルミン	82		ダルベポエチン アルファ	91

炭酸ランタン水和物	95
タンタリック	90

ち

チクピロン	92
チクロピジン塩酸塩	92
チコカロール	94
中性インスリン注射液	80
沈降炭酸カルシウム	95

つ

ツルセピン	67

て

デアメリンS	82
ディーアルファ	94
ディオバン	72
デカコート	96
デカドロン	97
デキサメサゾン	97
デキサメサゾンエリキシル	97
デキサメタゾンエリキシル	97
テナキシル	76
テノーミン	69
テノミロール	69
テルミサルタン	72

と

トーモル	90
トーワミン	69
トーワラートL・CR	66
ドキサゾシン, M	75
ドキサゾシンメシル酸塩	75
ドキサゾン	75
ドナシン	75
ドパマイド	75
ドプス	100
トヨファロール	94

トライコア	79
トラセミド	77
トラントーワ	71
トランドラプリル	71
トリクロルメチアジド	76
トリスメン	76
トルクシール	90
トルシトリン	94
ドルナー	93
ドルナリン	93
トルブタミド	82
トレビアノーム	88
ドロキシドパ	100

な

ナーカリシン	88
ナサチーム	93
ナチルジン	100
ナテグリニド	85
ナトリックス	76
ナルフラフィン塩酸塩	101

に

ニカジルスL	67
ニカルジピン塩酸塩	67
ニカルジレート	67
ニカルピン	67
ニコデール	67
ニコランジス	90
ニコランジル	90
ニコランタ	90
ニコランマート	90
ニスタジール	67
ニチアスピリン	91
ニチドーパ	75
ニチステート	92
ニチリダモール	90
ニトラス	89

ニトルビン	90
ニトロール	89
ニトロール スプレー	89
ニトログリセリン	89
ニトロダーム TTS	89
ニトロペン	89
ニフェジピン、・CR	66
ニフェジピン L・CR	66
ニフェスロー	66
ニフェラート・L	66
ニフェランタン CR	66
ニューロタン	72
ニレーナ L	66

ね

ネオーラル	98
ネシーナ	86
ネスプ	91
ネルビス	83

の

ノイダブル	77
ノイファン	88
ノボラピッド	80
ノボラピッド 30、50、70 ミックス	81
ノボリン 30R、40R、50R	80
ノボリン N、R	80
ノルバスク	68
ノンソル	93

は

バイアスピリン	91
バイエッタ	81
バソレーター	89
バソレーターテープ	89
パチュナ	92
パナビジン	92
パナルジン	92

バミルコン	82
パムゼン	90
パラクロジン	92
バルサルタン	72
バルセキオン	100
パレルタック	87

ひ

ピーチロン	92
ピエテネール	92
ピオグリタゾン塩酸塩	84
ピオグリタゾン、OD	84
ビクトーザ	81
ヒシミドン	92
ビソテート	70
ビソプロロールフマル酸塩	70
ピタバスタチンカルシウム	79
ビタミロアルファ	94
ヒドロコルチゾン	96
ヒポテリオール	94
ヒューマリン 3/7	81
ヒューマリン N、R	80
ヒューマログ、N	80
ヒューマログミックス 25、50	81
ビルダグリプチン	86
ピロアン	90
ピロラクトン	77

ふ

ファスティック	85
ファルプリル	71
ファルロジン	92
ファンテゾール	92
フェノフィブラート	79
フォスブロック	95
ブタマイド	82
ブホルミン塩酸塩	83
プラチビット	94

プラテミール	92	プロドナー	93
プラトゲン	82	プロバチン	78
プラバスタチン Na（塩）	78	プロプラノロール塩酸塩	69
プラバスタチナトリウム	78	プロベネシド	88
プラバスタン	78	プロプレス	72
プラバチン	78	ブロマノーム	88
プラバピーク	78	プロルナー	93
プラバメイト	78		
プラバロン	78	**へ**	
プラビックス	92	ベイスロース	84
プラメバン	78	ベイスン	84
フランドル、テープ	89	ヘキストラスチノン	82
プリドール	96	ベグリラート、OD	84
フルイトラン	76	ベザスター SR	79
フルトリア	76	ベザテート SR	79
フルバスタチン	78	ベザトール SR	79
プレアルビン	67	ベザフィブラート、SR	79
プレガバリン	87	ベザフィブレート S	79
プレスタゾール	92	ベザリップ	79
プレタール	92	ベザレックス SR	79
プレディニン	98	ベスタミオン	84
プレドニゾロン	96	ベスタリット L	79
プレドニン	96	ベストルナー	93
プレドハン	96	ベニジピン塩酸塩	67
プレトモール	92	ベニトーワ	67
プレドリック	71	ベネシッド	88
フレニード	92	ヘマレキート	68
プレミネント	73	ベラストリン	93
プレラジン	92	ベラドルリン	93
プレラン	71	ベラプロストナトリウム	93
プレロン	96	ペリセート 360（LCa）	102
プログラフ	98	ペリセート 400（LCa）	102
プロサイリン	93	ペリセート 460	102
プロスタリン	93	ペリンシール	71
プロスナー	93	ペリンドプリル	71
フロセミド	77	ペリンドプリルエルブミン	71
フロッティ	68	ペルサンチン	90
プロデック	88	ペルサンチン -L	90

薬剤索引

ベルジピン	67
ペルチスタン	90
ペルチルミン	90
ヘルツベース	69
ベルデリール	84
ベルナール	93
ヘルペッサー	68
ペルミルチン	90
ベルラー	93
ヘルラート・ミニ・L	66
ベロム	84
ベンクラート	82
ベンズブロマロン	88
ベンズマロン	88
ペンフィル R	80

ほ

ボグリボース、OD	84
ポスカール	95
ホスレノール	95
ポリスチレンスルホン酸カルシウム	95
ポリスチレンスルホン酸ナトリウム	95
ホルダゾール	92
ポロセープ	94

ま

マーグレイド	82
マイトジン	92
マイバスタン	78
マオリード	77
マカシー A	77
マキサカルシトール	94
マサトン	88

み

ミオカルジー	68
ミオコール	89
ミオコールスプレー	89

ミカムロ	74
ミカルディス	72
ミグリトール	84
ミコンビ	73
ミコフェノール酸モフェチル	98
ミゾリビン錠	98
ミタピラリン	95
ミチグリニドカルシウム水和物	85
ミッドペリック	102
ミッドペリック L	102
ミデナール	79
ミドドリン塩酸塩	100
ミニトロ	89
ミニプラノール	88
ミリステープ	89
ミリスロール	89
ミルセラ	91
ミロベクト	69

む

ムイロジン	88

め

メイタット	70
メインテート	70
メイントーワ	70
メインハーツ	70
メインロール	70
メゾルミン	69
メタクト	86
メタパス	93
メチニン	69
メチルドパ（水和物）	75
メディトランス	89
メデット	83
メデピン	69
メトグルコ	83
メトドリン	100

メトブリック	69	ラシックス	77
メトプロロール酒石酸塩	69	ラジレス	74
メトホルミン塩酸塩	83	ラッカルミン	77
メトリオン	83	ラノミン	92
メトリジン	100	ラミアン	78
メトロック	100	ラミタレート・L	66
メバルテ	78	ラリルドン	71
メバリッチ	78	ランタス	81
メバリリン	78	ランデル	67
メバレクト	78		
メバロチン	78		

り

メバン	78
メルコモン	69
メルビン	83
メルブラール	93
メルラクト	77
メントリース	69

も

モネダックス	87

や

ヤトリップ	93

ゆ

ユープレスドパ	75
ユーリック	86
ユニシア	74
ユリノーム	86

よ

ヨウチアゼム	68
ヨウラクトン	77
ヨウリダモール	90

ら

ラクデーン	77
ラジストミン、・L	67

リオベル	86
リストール	94
リズマイル	100
リズミック	100
リズミラート	100
リズメリック	100
リスモリース	69
リダックM	78
リパロ	79
リピディル	79
リピトール	78
リファタック	89
リファタックL	89
リポアウト	78
リポオフ	78
リボール	88
リポコバン	78
リポザート	78
リポダウン	78
リポバス	78
リポバトール	78
リポブロック	78
リポラM	78
リモデリン	94
硫酸クロピドグレル	92
リラグルチド	81
リリカ	87

薬剤索引

る

ルイメニア	83
ルーク	70
ルチアノン R	68
ルブラック	77

れ

レグパラ	101
レザルタス	73
レナジェル	95
レニベース	71
レニベーゼ	71
レニメック	71
レノペント	71
レパグリニド	85
レビンベース	71
レベミル	81
レミッチ	101
レリート	71

ろ

ローコール	78
ロープストン	77
ロカルシトール	94
ロカルトロール	94
ロサルタンカリウム	72
ロスバスタチンカルシウム	79
ロプレソール	69

わ

ワークミン	94
ワンアルファ	94